Scientific Aromatherapy

医者がすすめる科学的アロマセラピー

永井克也

富研一

ベンゼル智子

はじめに

「アロマを科学する！」

２０００年頃、某化粧品会社から、グレープフルーツ精油を含むダイエットローションが発売されました。塗るだけで痩せるというこのローションは、これまで食事制限やエクササイズによるダイエットに苦労していた若い女性の心を捉え、大きな話題となりました。

しかし、その頃私は、アロマセラピーは「偽薬（プラセボ）効果」だと思っていました。

なぜなら……。話は少しさかのぼります。

私が精神科外来で診察していた頃のことです。当時私は、10剤もの睡眠薬を処方されながら「眠れない」と訴える患者（Ａさん）に、手を焼いていました。

ところがある日、Ａさんがこう言うのです。

「先生、あの薬、よう効いたわ！」

と。話を聞いてみれば、その薬は3日前、私が不在中に、院長先生が処方したものでした。そのとき院長先生は、

「この薬はとてもよく効くが副作用も強い。だから3日分しか出さないよ！」

と言って、Aさんにその薬を渡したそうです。

「院長先生はいったいどんな薬を処方したのだろう」と思いながらカルテを見てみると、それはただの「乳糖」でした。乳糖とは文字どおり、おもに哺乳類の乳に含まれる糖のこと。牛乳を口にするとほんのりとした甘さを感じますが、それが乳糖です。もちろん、催眠効果などみじんもありません。

カルテを見た私は吹き出したくなるのをこらえて、

「院長先生、ようこんな強い薬出しはったな。私も3日分しか出さんよ！」

と言って、乳糖を処方したのです。

Aさんの例のように、効き目のある成分が何も入っていない薬（偽薬）でも、患

者さん自身が「効き目がある」と思い込むことで、病気の症状が改善することがあります。それが「偽薬効果」です。

Aさんの例は、まさに偽薬効果の最たるものですが、アロマセラピーもこれと同じようなものだと当時の私は考えていたのです。


現在私たちは、ラットなどの動物に物質を投与し、それによって臓器・組織を支配する自律神経の活動がどのように変化するか、そして、投与した物質がどのような生理作用を持っているのかを調べる研究を行っています。

その実験手段である「自律神経活動の測定法」を開発された、新潟大学名誉教授の新島旭先生が、グレープフルーツ精油とラベンダー精油の香りが自律神経活動に与える影響を調べているときに、

「永井君。精油は効くよ！　いっしょに研究しないか？」

と、声を掛けてくださいました。尊敬する新島先生が言われるのであれば間違い

ないと思い、共同研究を始めることになったのです。

そして、精油の香りによる匂い刺激によって動物（ラット・マウスなど）の臓器・組織を支配する自律神経活動が変化し、さらに、自律神経活動の変化によって生理機能が変化することを確認したのです。

自律神経系は、内分泌（ホルモン）系と協調して、体温や血糖、血圧、酸素濃度などの状態を一定に保っています（恒常性の維持）。ですから、自律神経活動の変化を調べれば生理機能変化が明らかになります。

また、人間の言葉を理解しない動物には、偽薬効果はありません。ですから、この研究結果は思い込みなどではなく、純粋に、本当の効果として、「精油の香りの匂い刺激が、自律神経活動の変化を介して、生理機能に影響を与えること」を示しているのです。

これまでのアロマセラピーの先生方は、例えば精油の塗布効果について、「精油が血液中に入り、各部位に働きかけるために効くのだ」などという、素人のような説明を繰り返してきました。

欧州の専門家でさえも、精油の抗菌作用と抗酸化作用以外は、あまり科学的な説明をされてきていません。

また、使用する精油の問題もありました。

本書の執筆者の一人（富研一）は、日本で入手できる真正ラベンダー精油の9割以上に偽和《ぎわ》（混ぜ物をすること）の可能性があることを明らかにしています。

ピュアな精油を使用しなければ正しいアロマセラピーを行うことはできません。しかし日本では、良質でピュアな精油を使用することが極めて難しいのです。

このように、日本のアロマセラピーは問題が山積しています。科学的な根拠のない誤解や嘘がまかり通っているのが現実です。

これらの問題点を解決すべく、私たちは、精油の効果を科学的に検討し、その結果に基づいた「科学的なアロマセラピー効果」について解説することを目的として、本書を執筆することにしました。

アロマセラピーの専門家や、これからその道を目指す方、趣味でアロマを楽しんでいる方、そしてこれから始めようと考えている方……、アロマに関わるすべての人に精油の真実を知ってもらい、その素晴らしさを実感していただけたら幸いです。

アロマセラピーは、決して偽薬的なものでもなければ、魔女が作る惚れ薬のような怪しげなものでもありません。これから、その根拠となる様々なデータや研究成果をご覧にいれます。

そして、アロマにはどんな効果があるのか、人体にどのような影響を与えてくれるのか、そうしたアロマの真実が世に広まることで、アロマが今よりももっと多くの人の役に立ち、より幅広い分野で有効に利用されるようになることを願っています。

香りの効果を
自律神経で解明！

医者がすすめる科学的アロマセラピー　目次

3 体内時計と自律神経

1

アロマセラピーって何？

アロマセラピーのいま

アロマセラピー（Aromatherapy：フランス語読みをするとアロマテラピー）は補完代替医療（Complementary and Alternative Medicine）の1つとして、近年ますます注目を集めるようになっています。日本語で芳香療法と訳されることもありますが、基本的にはそのままアロマセラピーと呼ばれることが多いように思います。もともとは1920年代にフランス人の化学者、ルネ・モーリス・ガットフォセが作り出した言葉であると言われています。

ガットフォセによるアロマセラピーの定義は以下のとおりです。

- the topical (local) or oral administration - or therapeutic inhalation - of essential oils to promote health, hygiene and psychological well-being

(筆者による日本語訳：精油の局所的な投与もしくは経口摂取・吸入により、健康と衛生面、精神的な幸福感の促進に資するもの)

現在に至るまで、概《おおむ》ねこの定義に基づく形で様々にアロマセラピーが実践されてきました。街を歩けばアロマセラピーを扱うサロンも散見されますし、アロマセラピーに関わる民間資格がいくつもできました。アロマセラピーという言葉そのものが非常に有名になり、科学的な評価がなされるよりも実践的なアロマセラピーが先行しています。現在は特に、経験や伝聞を基にしたアロマセラピーの効果、効能が様々に謳われており、インターネット上では情報が氾濫しています。

例えばですが、インターネットの検索エンジンで「ラベンダー　アロマセラピー効果」と検索すると、100万件以上の結果が出てきます。個々のホームページで様々な効果に触れられており、以下のようなものに有効とされています。

うつ、極度の緊張、不眠症、神経性の緊張、ストレス症状やショックに有用。中枢神経のバランスをとる。躁うつ症的な状況に有効。怒りを和らげ、精神的な疲労を回復させる。頭が重いときに、気分をすっきりとさせる。頭痛、片頭痛に有効。腰痛、坐骨神経痛、筋肉痛、リューマチ、捻挫に。腹部の痙攣や緊張、消化不良、吐き気、疝痛に。喘息、気管支炎、カタル症状、喉頭炎、のどの炎症、百日咳に。インフルエンザに。口臭に。にきび、膿傷、吹き出物、火傷、内出血に。感作作用に。日焼け、皮膚炎、湿疹、炎症、乾癬、白癬、皮疹、傷に。ふけに。虫刺され、虫除け、しらみに。耳痛に。水虫に。月経困難、月経前緊張症、こしけに。抗うつ、鎮静、神経強壮、抗神経障害、鎮痛、鎮痙、刺激、強壮、発赤、発汗、抗結核、抗ウィルス、抗けいれん、抗炎症、抗菌、抗毒、消毒、殺菌、殺真菌、殺虫、駆虫、しらみ、ノミなどの駆除、収斂、細胞防御、デオドラント、鼻粘液排出、胆汁排出促進、瘢痕形成、癒傷、浄血、止血、駆風、強脾、利肝、利尿、血圧降下、催淫、月経促進、通経作用があります。

1
アロマセラピーって何？

いかがでしょうか？　この検索結果を見る限り、ラベンダーは大変有用な効果を持っているようです。ラベンダーがあるだけで薬も医者も不要であると言わんばかり、様々な効果効能が謳われています。

しかし、多くのホームページで言われているような様々な効果があり、ラベンダーが万能薬であるならば、医者で処方されてもおかしくないと思われますが、実際に私たちの日常生活においてラベンダーが「処方」されることはありません。それはどうしてでしょうか。

西洋医学とアロマセラピー

私たちは、体調を崩すと病院に行き、医者の診断を受けます。医者は主として西洋医学の知識を持ち、手術や投薬といった手段でもって患者の治療にあたります。手術も投薬も、アプローチの方法として共通していることは、要素還元論的（ある特定の病原が疾病を起こし、その病原を取り除くことが治療につながるという考え方）に原因をつきとめ、それをたたく、ということにあります。

この方法は時に苦痛や精神的負担等を伴いますが、人体を科学的に見て治療方法を考え出されているのが特長と言えます。

投薬においては、完全に人体における作用機序（メカニズム）が明らかにされたものを扱っています。それは治験において、副作用も含めて厳密に評価を行い、徹底して有効成分量がコントロールされたものです。品質と有効成分量をコントロールするために、医薬品は様々な法令のもと、厳密に管理されています。

したがって、ヒトが対象である限り、薬の効果には高い再現性（同じ薬を同じように使用した場合、誰もが同様の効果を得られること）が期待できます。

一方、アロマセラピーは伝統医療の一種であると捉えられています。伝統医療には必ずしも科学的な根拠（これを「エビデンス」と言います）があるわけではありません。一部、漢方のように長い歴史の中で市民権を得た伝統医療は、西洋医学の代わりに用いられることがありますが、基本的に伝統医療の多くは作用機序などがあいまい、もしくは科学的な評価がいまだなされていないものが多いのが特徴です。

西洋医学が要素還元論的アプローチであるのに対し、伝統医療は全体論的（個々の病原のみを精査し、それを取り除くのではなく）とも言え、複雑な人体に対して包括的にアプローチするものであると解釈される場合もあります。

以上のように、そもそもアロマセラピー自体、西洋医学とは根底にある考え方が異なっています。仮に、西洋医学の代わりにアロマセラピーを「医療」たらしめたい、ということであれば、様々な研究が行われて然るべきですが、世の中に出てくる科学論文を見る限り、西洋医学のそれに対してアロマセラピーの研究報告は極めて限られています。

このような現状を生み出した原因は様々に考察できますが、アロマセラピーを科学的に評価している研究者が少ないことは、原因の1つと言えそうです。これは根本的な問題とも言えます。

日本だけを見ても、アロマセラピストやそれに類する民間資格を持つ方は数万人を数えますが、多くは実践的なアロマセラピーに関する資格になっています。科学的、学問的に有効成分や作用機序を研究している研究者、機関は、ともに極めて限られていると言えます。

大学や公的機関では、科学論文という形で研究者としての成績が評価されますが、アロマセラピーは西洋医学的アプローチほど逼迫した必要性が認められにくいこと、そもそものアロマセラピー評価が難しいことも相まって、科学論文という成果に繋がりにくく、このような現状になっているとも考えられます。

この傾向は日本だけでなく、世界に目を向けてもアロマセラピーを科学的に評価し、公開している研究者はほとんどいないように思います。

ガットフォセの定義をそのまま適用すると、アロマセラピーは精油を用いた場合の効果・効能に焦点が当てられています。このあと詳述しますが、精油は多成分系（1つの成分のみで構成されているわけではなく、様々な成分が含まれている）であるということが特徴です。

例えば、ある成分の効果を明らかにしたところで別の成分がその効果を打ち消す可能性があります。また、成分がある組み合わせで存在したときのみ薬理的効果を持つ場合も否定できません。

これらの事実が相まった結果として、総じてアロマセラピーの研究はまだまだこれから、と言えそうです。

精油の定義

精油（Essential Oil：エッセンシャルオイル）はご存知のとおり、アロマセラピーにおいて香りの元として最も汎用的に使われるものです。精油は厳密には消防法の規制を受ける危険物（引火性液体）ですが、市販されているボトル入りのものは雑貨扱いとなります。日本中どこででも雑貨屋さんに行くと入手可能なくらい、身近なものになりました。

科学的に見ると、精油は植物の揮発性成分が凝集したものであり、以下のように定義されています。

Volatile, natural, complex compounds characterized by a strong odour and are formed by aromatic plants as secondary metabolites [26)]

（筆者による日本語訳：揮発性のある、天然由来の複雑な化合物の混合物であり、強い芳香が特徴である。また、これらの化合物群は芳香性の植物から二次代謝産物として生成される）

言葉としては多少難解な部分もありますが、端的には「植物から得られる、芳香性を持った揮発性成分の濃縮物」とまとめてしまってよいでしょう。

ここで言う「揮発性成分」とは、私たちが日頃生活している環境下でも、ある一定の揮発性をもつ成分のことを指しており、必ずしも常温・常圧下で気体である必要はありません。例えば、常温・常圧下では水は液体として存在しますが、大気中には一定の水蒸気が含まれていますので、水は揮発性成分であると言えます。

このような定義に当てはまるものが、精油には概ね数十から数百種類ほど含まれているのです。

「二次代謝産物」とは、「植物が生きていく上で必ずしも必要ではないが、あると生存上有利になるため、エネルギーを費やして作り出している一連の成分」です。

つまり、精油に含まれる成分は植物にとって必要不可欠なものではありません。なくても生きていくことはできます。そのため植物は、必要な揮発性成分を必要なだけ作りだすように進化してきた、と考えることができます。当然、揮発性成分を作り出すこと自体、簡単ではありません。作り出す能力を持っていても、自らの置かれた環境において不要であるときには作らない場合もあります。

結果として、精油の揮発性成分組成は植物種ごとに大きく異なり、それに伴って香りの質も異なるのが特徴です。

精油と効果に関する問題点

精油の品質について、近年人々の関心が非常に高まってきています。それというのも、アロマセラピーの認知度が高まるにつれ、人によって精油の効果・効能に関する意見が異なっていたり、同じラベンダーの精油であったとしても様々な香りのものが売られるようになったりしてきたためと考えられます。

科学論文でも、これらの精油がヒトに与える影響についての表記がバラバラであることや、科学的な評価に乏しいという問題点が、よく指摘されるようになってきました[27, 28]。

科学の世界のみならず、一般ユーザーでも高品質の精油を使って正しく効果・効能を得たい、と考える方が多くなったと言ってよいでしょう。

雑貨屋さんでは、多種多様な精油もしくはそれに類するものが売られています。「アロマオイル」などの製品名がついているものも散見され、ともすると精油と見分けがつかないものも存在します。「天然１００％」「ナチュラル」「オーガニック」「ボタニカル」などの言葉も散見されます。価格も５ml程度のボトルで数百円から数千円するものまでピンキリです。

いったい何が違うのか、何をもって見分ければいいのか、わからなくなりますね。消費者のニーズもサプライヤーも多様化したために、精油の選び方が難しくなっているのは事実です。分析表が添付された精油も多く流通するようになっていますが、分析値がどのようになっていることが何を意味するのかという関係がわかっていなければ意味がありません。分析を得意としている筆者からすると、申し訳程度にしか意味をなさない分析表がほとんどであり、嘆かわしい現状であると言えます。

精油と偽和

概《おお》ね、芳香性のある植物の乾燥重あたり1％未満の揮発性成分が含まれています。バラなど一部の精油では、この比率が0・01％もしくはそれ未満となるため、しばしば非常に高価となります。

例えばですが、無臭の有機溶剤や、精油に含まれる揮発性成分のうち、安く人工的に製造できる合成成分等を精油に混ぜると、かさ増しができます。また、バラ精油と似た香調を持つローズゼラニウム精油は、バラ精油よりもはるかに安く、また多少バラ精油に加えてもあまりバラの香りが変化しないため、ばれにくいという特徴があります。

このように、「別の植物種に由来する精油や合成香料、有機溶剤など外来成分の添加により、精油の品質を下げる行為」のことを、私たちは「偽和《ぎわ》」と呼んでいます。

偽和は、これまでも精油においてしばしば起こってきたことと考えられていますが、アロマセラピー界における問題として顕在化してきたのは近年のことです。残念ながら、日本に流通している精油には何らかの偽和が疑われるものが多く存在しています。多くの場合、GC（ガスクロマトグラフ）-MS（質量分析装置）と呼ばれる分析機器を用いて調査され、このときに偽和に特有の成分が検出されるかどうかで偽和の有無を調査することができます。ポイントは以下のとおりです。

①精油に本来含まれない成分が入っていないかどうか

エタノールやクエン酸トリエチルといった有機溶剤、植物油などは精油と混和しやすく安価であるため、かさ増しのための偽和剤として用いられます。これらは容易に検出できるため、精油に混ざっている場合は簡単に偽和判定が可能です。

また、揮発性成分であっても、天然界には存在しないと考えられている成分が検出される場合があります。たいていの場合、合成香料の不純物としてわずかに含まれるもので、それを検出することによって偽和を見抜くことができます。

②精油の揮発性成分組成値として適正な範囲かどうか

先程お話ししたバラ精油におけるローズゼラニウム精油のように、比較的似た組成を持つ安価な精油で偽和されている場合の判定方法です。たいていの場合、バラ精油としてよく見られる成分組成値の範囲が存在します。当然、ローズゼラニウムの成分組成値も分析者はよく知っています。バラ精油とローズゼラニウムの中間のような香気成分組成を持っていたり、ある特定の香気成分の値だけが高かったりなど、両方の精油香気成分組成の違いを理解した上で分析をすると偽和が見抜けます。

他にも分析屋が見るチェックポイントはあるのですが、さらに専門的になるのでここでは割愛します。このほか、精油の比重や旋光度等を基に精油の偽和判定を行う方法もあります。

偽和判定の技術は高度化していますが、偽和自体の手法も高度になっています。

香気成分とは

ここまで、揮発性成分という単語を多く使ってきましたが、「におい成分」「におい物質」「香り物質」「香気成分」などという言葉もあり、しばしば使い分けが問題になります。

いま挙げた4つの呼称はほぼ同じ内容を指しますが、本章では「香気成分」という単語で統一してお話をしたいと思います。言葉の意味としては、揮発性成分の中でも特にヒトが嗅いだときに香りを持つものを指して香気成分と呼びます。

これまでに植物の持つ香気成分が品種、栽培環境（温度、光条件、水条件）、抽出条件（抽出法、時間、溶媒の種類）によって変動し得ることが報告されています。結果として、同じ植物種の精油であっても多様な香気成分組成を持つことが知られています。一例として、筆者自身が行った実験データを公開したいと思います。

30ページの表は、日本に市場流通している10種類の真正ラベンダー精油の成分組成を調査、比較したものです[29]。表中の数値は全揮発性成分に対する各成分の比率（%）を表します。主成分はいずれもリナロール（linalool）、酢酸リナリルもしくはリナリルアセテート（linalyl acetate）で共通しています。

驚くべき点としては、酢酸リナリルにはそれほど大きな差がありませんが、リナロールの値は20～40%とバラツキがあるところです。

これら以外においても、微量成分であるトランス-ベータ-オシメン（*trans*-*β*-ocimene）、シス-ベータ-オシメン（*cis*-*β*-ocimene）、4-テルピネオール（4-terpineol）などの数値がモノによって大きく変動しているのがおわかりいただけるかと思います。また、筆者らの研究グループでは、カンファー（camphor）と呼ばれる成分の比率によってヒトに与える機能性が異なるのではないか、というデータが得られています[29, 30]。

このように、同じ植物種由来でありながら、バリエーションがあるということをお分かりいただけると思います。

市販の真正ラベンダー精油の香気成分組成

	①	②	③	④	⑤	⑥	⑦	⑧	⑨	⑩
3-octanone	1.1	2.1	1.6	0.9	0.4	0.6	0.4	0.6	0.2	0.4
eucalyptol	1.0	0.4	1.0	3.1	1.6	4.2	2.2	1.3	0.8	1.2
trans-β-ocimene	4.0	1.5	2.9	0.9	6.4	3.7	3.8	2.5	2.1	8.2
cis-β-ocimene	2.5	0.8	1.8	0.5	3.0	2.4	2.8	1.2	1.2	4.5
linalool	31.4	42.4	29.2	39.1	31.8	20.2	27.8	40.1	23.6	29.5
camphor	0.3	0.7	0.7	2.7	0.3	0.4	0.4	0.7	0.3	0.2
lavandulol	1.0	0.1	0.6	0.7	0.5	0.5	0.6	0.6	0.4	0.6
4-terpineol	3.8	0.2	1.9	0.8	1.9	10.0	2.3	0.8	2.8	4.2
linalyl acetate	36.4	36.0	41.5	37.0	36.4	40.3	36.3	35.1	50.6	33.9
lavandulyl acetate	3.3	0.3	1.3	1.9	2.4	1.6	2.5	1.8	2.9	2.9
β-caryophyllene	3.4	1.9	1.5	1.1	2.2	2.7	4.4	1.9	2.4	3.6

香気成分の役割

利用の側面からすると、香気成分組成が異なるということは、毎回精油の効果が変わり得るということを意味します。香気成分を作り出す植物は、どうして香気成分組成を変えるのでしょうか。

当然のことではありますが、植物は何となく香気成分を作り出しているわけでもなければ、人間のために作り出しているわけでもありません。なぜ植物が香気成分を作り出しているのかを理解することは、精油に対する理解を深め、安全に使用すること、効果的に使用することに繋がります。

これまでにも様々な研究がなされてきましたので、わかってきたことを以下に挙げたいと思います。

1. 誘引作用

植物も生き物ですので、生きる目的の1つとして自分の遺伝子（DNA）を後代に残すことが挙げられます。植物は人間と異なり、自ら動くことができないため、香気成分を作り、それを風に乗せて飛ばすことで、受粉を媒介する昆虫などを引き寄せていると考えられています。

2. 生育阻害作用

DNAを後代に残すということは、同時に他種植物との生き残りをかけた生存競争に勝ち抜くということでもあります。やはり、その場から動くことのできない植物は、飛び道具のようにして香気成分を用い、それが持つ植物の生長阻害作用をうまく利用していると言われています。

3. 忌避作用

誘引とは逆に、自分を捕食する可能性のある生物を遠ざけるために香気成分を使う場合があると言われています。これもやはり植物がその場から動けないためですが、天敵を近づけさせないための工夫の1つであると言えます。

4．抗酸化作用

私たちは常に酸素の存在下で暮らしています。大気中でも生体中でも、酸素はなくてはならない元素ですが、何らかの原因により、私たちの生体成分（たとえばDNA）に対し、強い反応性を持った酸素が生じる場合があります。そういった酸素の仲間を活性酸素種と呼んでいます。人間は活性酸素種からの攻撃を防ぐためにスーパーオキシドジスムターゼ（SOD）などの酵素をはじめとする防御手段を持っています。

一方、植物はどうでしょうか。活性酸素種の攻撃を防ぐために人間と同様の酵素を持つ場合もありますが、活性酸素種を除去する抗酸化作用を持つ香気成分を利用しているケースがあることがわかってきました。

5．抗微生物作用

人間は微生物が原因となる疾患にかかった場合、自分自身の持つ免疫力を使ったり、抗生物質を投与して菌を殺したりします。植物は人間とはまったく異なる抗微生物機構を持っており、その1つが香気成分を駆使した方法であると考えられています。

香気成分の中には微生物の活動を阻害したり、微生物自体を殺したりするものがあります。これらを、人間で言うところの薬や免疫力のように行使していると考えられています。

6. 治癒作用

人間は外傷に対してかさぶた等を作り、外から体内に微生物が侵入するのを防ぐとともに、血液の流出も防いでいます。植物にはこのような仕組みはありませんが、代わりに香気成分を利用することが指摘されています。この場合、複数の香気成分が重合するような形で傷口を覆い、微生物の侵入を防ぐとともに、傷口から水分が流出するのを防ぐ役割もあるのではないかと考えられています。

7．個体間コミュニケーション

外敵からの攻撃を受けた植物個体が、「自分は敵に攻撃されてしまった。次は君のところへ行くかもしれないので、今のうちに備えておきなさいよ」と言わんばかりに、同種の仲間に対し、香気成分を飛ばしている可能性が指摘されています。

それは私たち人間が言葉を用いてコミュニケーションしているように、植物が香気成分を使って連絡し合っているかのように映ります。

先に挙げた1～6も全貌が明らかになっているわけではありませんが、この個体間コミュニケーションについてはさらに謎が多く、研究途上であると言えます。

植物の香気成分には、いま研究が進んでいるだけでも以上の役割が指摘されています。これらの作用のいずれもが、香気成分を作り出す植物自身に有利に働くものと言えるでしょう。同時に、他の生物からすると悪い影響を与えられる作用が多いということです。

植物の精油保持方法

自分にとっては有利に、他の生物にとっては不利に働くという、〝毒にでも薬にでもなる〟香気成分ですが、植物自身も自分が作り出した香気成分から悪影響を受けないように、様々な方策をとっています。

38ページに挙げる画像は、ニオイゼラニウム（*Pelargonium* spp.）の葉の裏側を顕微鏡で拡大したものです。鋭いとげのような細胞に混じって、キラキラと光る丸い構造が見えます。どちらも表皮細胞の一部が進化したもので、植物形態学の分野ではトリコーム（trichome）と呼ばれています。そのうち、とげのような細胞は被覆毛と呼ばれ、外敵から葉を守ったり、葉の表面湿度を適度にコントロールするために存在していると考えられています。もう1つの丸い構造を、私たちは「分泌毛」、もしくは「腺鱗《せんりん》」と呼んでおり、この中に精油が貯め込まれています。

植物は自分自身の香気成分の影響を受けないようにするために、外側に張り出すように小さな細胞の袋を作り、その中に精油を貯蔵していると解釈できます。

これ以外にも、植物の細胞小器官である液胞内に香気成分を貯める場合も報告されています。この場合もやはり香気成分の影響を受けにくくするため、香気成分を配糖体化という方法により、無毒化して貯蔵することが知られています。配糖体化という方法では、糖類に結合させることで香気成分を水に溶けやすくし、植物体内で保存しやすくするというメリットもあります。

つまるところ、植物は人間のために香気成分を作り出しているわけではありません。ひとつ使い方を誤れば、香気成分や精油はヒトにとって悪影響を及ぼしかねないということを念頭に、精油を用いていく必要があります。

ニオイゼラニウム生葉の裏面

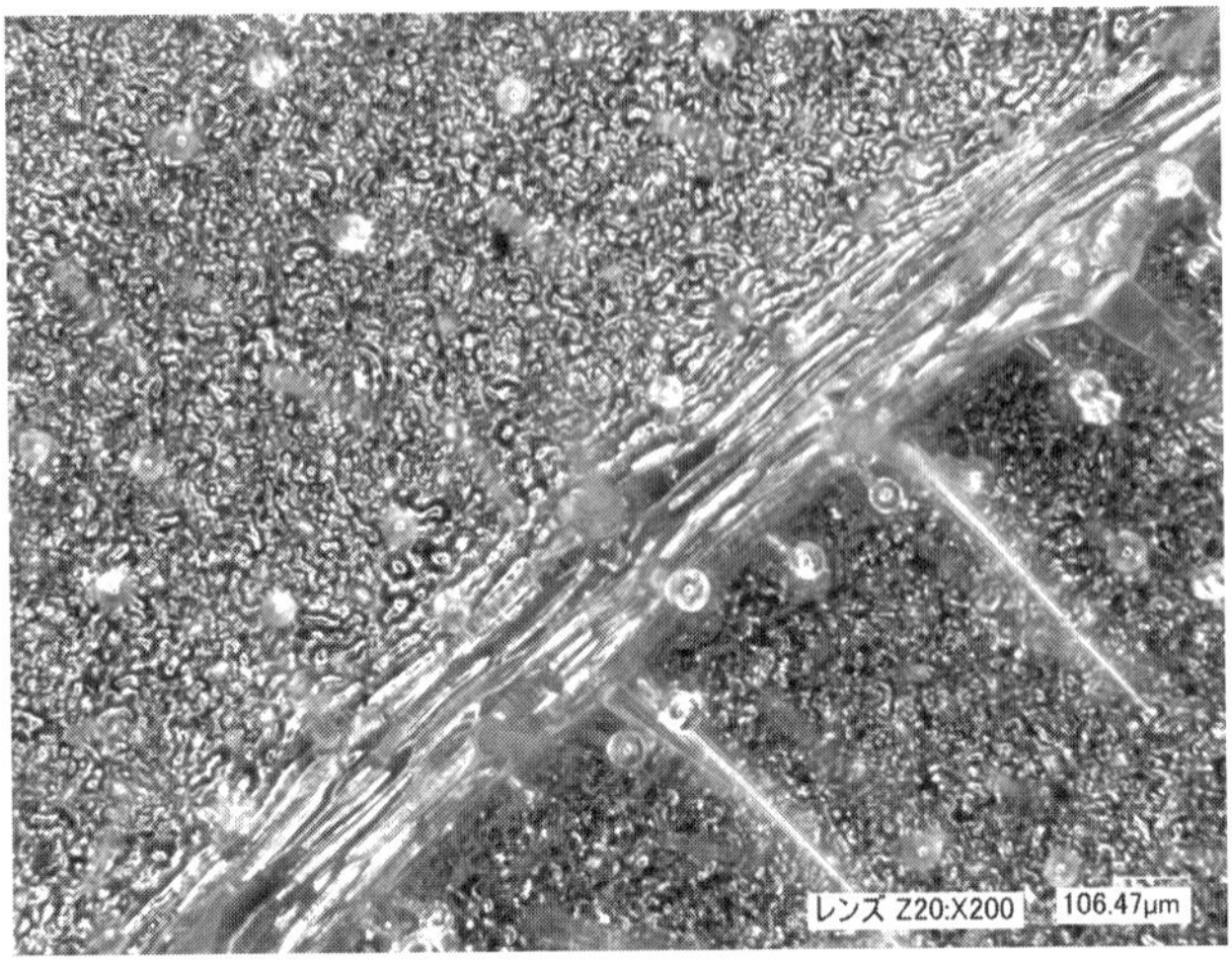

左下から右上に伸びる太い部分は葉脈です。葉脈から右下に飛び出た白い針のような構造は被覆毛です。分泌毛(腺鱗)は葉の裏面の各所に存在しますが、被覆毛と比較して概ね小さめです。

サイエンティフィックアロマセラピーのこれから

同じ植物から抽出された香気成分であっても、異なる効果を言われることがある、ということは先程述べたとおりです。実は科学論文レベルでも、著者によって異なるアロマの効果が報告されているものが存在します。

例えば、アロマセラピーで広く用いられるバラ精油に着目しても、鎮静と興奮という相反する生理機能が文献で報告されています。

科学の世界ですらこのような現象が起こっているため、実践的なアロマセラピーの世界では、さらに混乱していると言えるかもしれません。

どのような要因によって、どのように成分が変動し、結果としてアロマセラピー効果にどのような変化を与えるのかについては、これまでに十分検討されていない部分です。このような現状を踏まえ、アロマセラピーを科学的に見ていく上で、私たちは以下のような点に着目しています。

①アロマが人体に及ぼす影響のメカニズムを精査する

抗微生物作用、抗酸化作用など、対象となる生物や物質が比較的単純である場合を除くと、アロマセラピーが有効とされる効果・効能は複雑なメカニズムの結果として表れると考えられています。アロマがヒトに効果を与える経路としては、以下が提唱されています。

1つ目は血液経由の経路です。これは、直接的に香気成分が人体と接触し、体外から粘膜を介して香気成分が吸収され、血液を通して体内の各器官に運ばれ、そこで薬理的な効果をもたらす経路と説明されています。

しかし、「血液中に入れば効く」という説明は科学的ではありません。どの細胞でどのような成分の精油が、あるいは精油のどの成分がどのようなメカニズムで作用するかという点の説明がありません。

これまで、胃や腸に投与された乳酸菌やアミノ酸は吸収される前に胃や腸の細胞のセロトニン受容体やToll様受容体（Toll-like receptor）などを介して生理機能を変化させることも証明されています。

アロマセラピーでは一般的に香気成分をキャリアオイルに溶かして皮膚に塗布・マッサージを行ったり、経口投与や、芳香浴を行う場合があります。このうち、塗布や経口投与では、皮膚と精油が直接的に皮膚や口の粘膜と接し、多量の精油成分が粘膜を介して血中に入ることが知られています[31)]。しかし、上記のように入ったから効くという言い方は科学的ではありません。

2つ目は、香りを嗅ぐことによって香気成分が臭粘膜の受容体にくっつき、電気信号となって嗅球から大脳辺縁系（その内特に扁桃体）に伝わり、そこからの情報が自律神経系に伝達されて生理機能に影響を与える経路です。また、その情報は大脳皮質にも伝えられて快不快などの情動的経験を引き起こします。これらは、嗅覚刺激のみが与えられ、皮膚と精油は直接接さない、間接的な効果の現れ方と言えます。

昔から、以上の2経路による研究結果の説明が多くなされてきました。ただ、アロママッサージを行った場合、皮膚から吸収された精油成分が直接的に特定の臓器に影響を与えることに関してはエビデンスがありません[32]。

加えて、ラットやマウスなど実験動物を用いる場合と異なり、ヒトは遺伝的、文化的に非常に多様性のある生き物です。また、脳が動物の中でも圧倒的に発達しているために、2つ目の経路については嗜好や経験が実験結果に大きく影響します。このあたりをどう評価し、科学的エビデンスを求めるかについては、非常に難しい舵取りが必要です。

しかしながら、近年ではこれらの経路では説明のつかない効果・効能が報告されたり、新しい作用メカニズムが考えられるようになってきました。以上を踏まえると、アロマが人体に及ぼす影響自体、複雑で理解が進んでいないと言ってよいでしょう。基礎研究レベルから科学的な評価を積み重ねていく必要があります。

②アロマセラピーの科学的な評価法を考える

時に、医療たるものの多くは要素還元論的な研究が多くなされ、エビデンスが多く蓄積されてきました。

一方、アロマセラピーは医薬的効果のみならず、香りのよさや植物由来のものを用いているという安心感、幸福感を念頭に置いたものです。つまり、ＱＯＬ（Quality of Life：生活の質）の維持・向上が図られたものであるため、単に医療的な効果のみを求められたものではなく、要素還元論的・全体論的評価の両方が必要であると考えられます。

実際のところ、アロマセラピー研究においては科学的評価をする手法があまり確立されていません。２０００年代前半から、主に自律神経系を対象とした生理評価法が報告されつつありますが、エビデンスの蓄積という部分ではまだまだ不十分です。

特に実践的にアロマセラピーを行っている方の中では、個人の経験を基にした主観的な評価が中心となって、効果・効能が広まっているのが現状です。

つまるところ、体調不良の原因に対し、どのようなメカニズムでアロマが効果を発揮しているかは、科学的にほとんど明らかになっていません。

③ 抽出物による効果の違いを明確にする

ハーブを生薬として用いる場合には、精油やコンクリート（揮発性溶剤を用いて抽出された香気成分を含む物質）といった抽出物を用いたり、乾燥葉を煎じてハーブティーにするなど、様々な利用法が存在します。

精油に相当する香気成分の抽出法だけでも、水蒸気蒸留法によるもの、圧搾によるもの、アンフルラージュ、溶剤抽出、超臨界抽出などが報告されています。

また、同じハーブからの抽出物であったとしても、その抽出方法が異なると、それに含まれる成分が異なると考えられます。例えば、同じ植物から水蒸気蒸留法によって精油とハイドロゾル（水蒸気蒸留法で抽出された水相画分。「ハーブウォーター」「アロマウォーター」などとも呼ばれる）を得た場合、両者で香気成分組成が異なります。

一例として、筆者が行った実験で、同じローズマリー個体から水蒸気蒸留で得られた精油とハイドロゾルの成分組成値の違いを求めたデータを、46ページに示します[33]。両者の香りは比較的よく似ていますが、成分組成はまったく異なるということがおわかりいただけるかと思います。

これだけ成分が異なると、どのような効果が得られるかについては別々に実験し、検討しなければなりません。このような現状がありながら、精油であろうとハイドロゾルであろうと関係なく、同じ植物種としてその効果が語られている場合があることが、しばしば問題点として挙げられています[27]。

ほかにも留意すべき問題点は多々あります。精油という雑貨を扱いながら、効果・効能を謳っていること自体、薬事法に問われかねない問題をはらんでいます。近い将来に薬事法違反に問われる案件が発生したり、消費者庁のご厄介になったり、といった問題が出てこないようにするため、また、アロマセラピーを医療として発展させるためにも、いまこそこれらを乗り越えて科学に根ざしたアロマセラピーを広げていかなければなりません。

**同一個体のローズマリーから抽出した
精油とハイドロゾルの香気成分組成の違い**

香気成分	精油	ハイドロゾル
α-pinene	14.4	2.1
camphene	7.3	0.4
β-pinene	7.6	1.5
β-myrcene	5.7	0.8
α-phellandrene	1.6	42.4
3-carene	1.4	0.7
p-cymene	2.7	0.1
eucalyptol	19.7	22.5
limonene	4.5	0.8
γ-terpinene	1.2	42.4
camphor	13.0	32.4
borneol	8.1	23.5
terpinen-4-ol	0.9	3.8
α-terpineol	1.0	4.7
verbenone	0.3	4.9
bornyl acetate	3.5	0.1
caryophyllene	2.0	0.1
total	95.0	91.8

数値は全揮発性成分に占める各成分の比率(%)を表す

アロマッサージの実践例

２０１８年、公益社団法人日本アロマ環境協会が主催する「アロマセラピー検定」において、その累計受験者数が45万人を超えました。

また、普段の生活の中でアロマセラピーを活用している人は、推測で３０００万人ほどだそうです。日本の人口は約１億３０００万人ですから、およそ４・３人に１人の日本人が、何らかの形で生活の中にアロマセラピーを取り入れていると考えられます。

これだけ多くの人がアロマセラピーに親しんでいるということは、アロマセラピーにはやはり特別な効果があるのでしょう。そこで以下に、本書の著者の一人、ベンゼル智子が、病院や高齢者福祉施設などでがん患者や脳血管障害の後遺症を持つ方、代謝性疾患、認知症、心身症などの方々にアロマッサージを行うなかで実際に目にした、アロマセラピーの力をご紹介しましょう。

【アロママッサージ実践例1】（病院内の認知症病棟）

Sさん　88歳　女性　脳血管性認知症

使用オイル：オレンジ（*Citrus sinensis*）、アーモンドオイル／希釈濃度：0・5％

初回

病室に伺うと、最初は少し怪訝な表情をされていました。ごあいさつをして、オレンジの香りのブレンドオイルでハンドマッサージを始めようとすると、Sさんは、「もういいですよ、もういいです」と、おっしゃいます。

それからも何かお話しされるのですが、言葉は理解できませんでした。

「はじめは、こっちの手から始めましょうね」「次はもう片方の手にしましょう」とお声がけしながら、ゆったりとアロマオイルを使ったマッサージを続けました。

手が終わり、脚に移動するころから、Sさんに変化が見られました。

「次は足ですよ〜」とお声がけすると、「はい」とお返事されるようになったのです。

また、「気持ちいいですか？」とたずねると「ハイ、気持ちいい」と返事をして下さいました。

【アロママッサージ実践例2】（病院内の認知症病棟）

Yさん　60歳　女性　脳血管性認知症、右手親指に拘縮あり

使用オイル：レモン（*Citrus limon*）、アーモンドオイル／希釈濃度0・5％

初回……………

病院に伺うと、Yさんは病棟のサロンスペースでくつろがれていましたが、アロママッサージのため、介護士にベッドに移動していただきました。右手の親指に拘縮と、右足くるぶしの部分にむくみが見られます。

圧を控えめにしてやさしくマッサージを行いました。マッサージが終わった旨を伝えると、ニコニコとされていました。発語はありません。

2回目……………

前回に比べてリラックスされています。右手のマッサージを始めたら、すぐに眠ってしまわれました。手の筋肉の緊張を和らげるため、ゆっくりとソフトなマッサージを行いました。

3回目

いつものように、お声がけしてマッサージを始めたら、今まではほとんど話されなかったYさんが、「肩が凝ってるんですよ」と、おっしゃいました。初めての「会話」に一瞬驚きましたが、「じゃあ、あとで肩のマッサージをしましょうね」とお答えしたら、「妹が亡くなって……」と、ご自身の話をしてくださいました。さらに、「おいくつ違いだったのですか？」とたずねると、「それほど離れていないと思う」とお答えになられました。

右手に拘縮があるため、肩のマッサージは仰臥位で行いました。施術後、「楽になった」とおっしゃいました。

4回目

お部屋に伺うと、「転んじゃって」と、自分から話してくださいました。「どこで転んだんですか？」とたずねると、「ベッドの側で」とのお返事。だんだん打ち解けて、会話ができるようになってきたと感じます。

右手の拘縮はできるだけソフトにマッサージしています。ご本人は気持ちよさそうにされているので、継続して行うとよいと思いました。

5回目

サロンスペースでくつろがれていたので、一緒に病室へ移動しました。この頃には、ずいぶんと私にも慣れてこられて、私が車椅子を押してベッドまでお連れしても大丈夫になっています。

ハンドマッサージをしていると、「肩が凝るの。何でだろうね。何にもせずに、遊んでいるようなものなのに」とおっしゃったので、腕のマッサージが終わったら肩をマッサージすることにします。右手が拘縮しているため、左下の側臥位で肩と背中のアロママッサージをしたところ、「気持ちがいい」と喜ばれました。

6回目

病院に行くと看護師さんから、「午前中、男性患者さんに頭を叩かれて興奮されている。ケガはなし」と、申し送りがありました。

お部屋に伺うと、看護師さんがやさしくサポートされていましたが、まだ過度の緊張状態で興奮されている様子。私を見るやいなや、普段は静かなYさんが、興奮したように、何度も「急に殴ってきたの」とおっしゃいました。

気持ちをリラックスできるよう、ラベンダーとマンダリンを使用して、ゆったりとマッサージを始めました。徐々に気持ちがほぐれ、笑顔が戻ってきました。「私は歌が好き、色んな歌を歌う」「お風呂も好き」と、楽しいお話をされるようになりました。

アロママッサージ実践例3（病院内の認知症病棟）

Tさん

55歳　男性　クモ膜下出血後遺症（片麻痺）、認知症

使用オイル：プチグレン（*Citrus aurantium*）、アーモンドオイル／希釈濃度0・5％

1
アロマセラピーって何？

初回

サロンスペースで車椅子に座り、うつむき加減でテレビをご覧になられています。看護師さんから、「機嫌が悪いとスタッフに手が出る」と、申し送りあり。看護師さんの提案で、居室ではなく、サロンスペースで行うことになりました。看護師さんが心配して、患者さんの横に付き添われてのアロママッサージです。

患者さんはうつ向いていらっしゃるので表情がほとんど分かりませんが、じっと下を向いて、元気のないご様子。

マッサージは初めてということもあり、プチグレンという香りを使ってハンドマッサージを行います。軽擦（手や指を対象の部位に当て、軽い力で皮膚をさする方法で、リラックス効果が高いマッサージ法です）を中心としたやさしいマッサージを行いました。

マッサージの間はお休みになることはありませんでしたが、「マッサージは気持ちよかったですか」とたずねると、小さな声で「はい」とお返事をいただきました。

2回目

ご挨拶すると、アロママッサージに快く応じてくださいました。今回も看護師さんが付き添われていましたが、患者さんがリラックスされていたので、「離れていただいても大丈夫なので、業務に戻ってください」と申し出て、付き添いをストップしました。

右手のときはウトウトされていましたが、左手になると目を開けていらっしゃいました。前よりも緊張が取れてリラックスされている様子が読み取れました。

3回目

前回までは、話をしても反応がほとんどなく、小さな声で「はい」とお答えになるくらいで、あとはずっと下を向いておられましたが、今日はとても明るい雰囲気で、別人のようでした。髪がサッパリされていたように見えたので、「散髪されたのですか?」とたずねると、「いいえ、入院してから、まだ一度も散髪していません」と、ハッキリとお答えになりました。マッサージにも慣れたのか、始終、ウトウトと、ゆっくりされていました。

4回目

病院に行くと、いつものように、サロンスペースでくつろがれていました。最初に比べると姿勢がよくなり、表情も大変明るくなられました。アロママッサージを楽しみにされているようで、抵抗することもなく、スムーズに受けてくださいます。

手のマッサージをしていると、「肩も凝ってる」と、自分からおっしゃいました。肩に触れてみると凝りがありましたので、「今度は肩もほぐしましょうね」とお返事しました。マッサージ中は、ほとんどお休みになられていました。

Tさんは計4回マッサージを実施しましたが、アロママッサージを始めてからは、会話が少しできるようになり、雰囲気も明るく穏やかで、スタッフに手が出ることもなくなりました。

アロママッサージ実践例4 (病院内の認知症病棟)

MMさん　82歳　女性　脳血管性認知症、左手の麻痺(降圧剤の服用なし)

使用オイル:グレープフルーツ(*Citrus × paradisi*)、アーモンドオイル/希釈濃度1%

初回……

お部屋に入ると、目を閉じて横になっておられます。お休みになられていたので、看護師さんに確認したら、「昼から寝ていることが多いので、起こしていいですよ」との確認が取れたので、マッサージを行うことに。

「こんにちは、アロママッサージに参りました」と声を掛けると、目を開けられて「どなたさん?」とおっしゃるので、「よい香りのマッサージに参りました」と答えました。「ああ、そう」と返事をされましたが、驚かれないように、「これからマッサージを始めますね」と声を掛けながら、布団から腕を出し、パジャマのお袖を肘上まで上げて、手のマッサージを始めました。眠そうな表情のままでした。

グレープフルーツの香りのブレンドオイルでソフトにマッサージを行い、終了したことを伝えると「ありがとう」とおっしゃいました。

2回目……

看護師さんから、「今日は機嫌が悪い」との申し送りがありました。「アロママッサージに参りました」と声を掛けると、「どなたさん？」と機嫌悪そうな声でおっしゃるので、「よい香りのマッサージに参りました」と答えましたが、返事は返ってきません。「これから手のマッサージを始めますね」とお声がけし、布団から手をお出しして腕のマッサージを行いました。

途中で機嫌が悪くなるかと心配しましたが、両手のマッサージができました。終了したことを伝えましたが、返事はありませんでした。「また参りますね」と声をかけて退室しました。

3回目……

お部屋に伺い、「アロママッサージに参りました」とお声がけすると、「どなたさん？」とおっしゃいます。何度も伺っていますが、私のこともアロママッサージのこともまったく覚えていらっしゃらない様子。「よい香りのマッサージに参りました」と答えるのはいつも通りのやり取りです。

ところが、マッサージオイルの準備をしていると、今日は少し違いました。今までは私が布団からMMさんの腕を出していましたが、この日は自分から腕を出してこられます。「次はもう片方の手のマッサージをしましょう」と言うと、もう一方の手を出され、「次は脚ですよ」と言うと、布団から脚を出してくださいます。

終了後に、「マッサージは気持ちよかったですか?」とたずねると、首を縦に振ってくださいました。

アロママッサージ実践例5（デイケア）

Mさん　80歳　女性　認知症

使用オイル：オレンジ（*Citrus sinensis*）、アーモンドオイル／希釈濃度1%

初回……

1
アロマセラピーって何？

デイケアに、ハンドマッサージのため伺うと、利用者さんが大勢集まり、思い思いに手芸をしたり、塗り絵をしたりして、昼食後の時間を過ごされていました。その一角で、アロマハンドマッサージを行います。

ホールで静かに椅子に座られていたMさん。スタッフの方に連れていただいて、アロマハンドマッサージの場所にお越しになりました。座位でオレンジの香りを用いたハンドマッサージをスタートすると、ご自身のお話を始められました。

若い頃は北海道の会社に勤務されていたこと。ご主人が他界されて一人暮らしをされていたこと。結婚して東京にお住まいになっているお嬢様が、心配して自分を東京に呼び寄せたこと。今はお嬢様の近くに住みデイケアに来られていること。

Mさんが話していると、デイケアのスタッフの方が数名、Mさんの後ろにお座りになって、何か書いていらっしゃいました。

アロママッサージが終了すると、スタッフの方が、「Mさんはデイケアに来られても、ほとんどご自身のお話をされないので、以前の生活がまったく分からなかったんです。今日、お話が伺えてよかった」とおっしゃいました。

身体の不調がみるみるよくなった。諦めていた病気が治った……。アロママッサージにはそのような劇的な効果はもちろんありません。しかし、施術の回数を重ねるうちに、何かしらの変化を見せて下さる患者さんが大勢いらっしゃいます。そうした現実を目の当たりにするたびに、精油の持つ力を日々実感しています。

2

グレープフルーツと
ラベンダーの香り効果

ラベンダーについての誤解

「ラベンダー」という単語1つで表すと簡単ですが、誤解が多く混乱を招きやすい植物種の代表と言ってよいほど複雑な種でもありますと言いますのも、一般的に、ラヴァンデュラ属（*Lavandula*）に属するものを総称して「ラベンダー」と呼ぶことが広まっており、ホームセンターなどでは様々なラヴァンデュラ属の植物が、ひとまとめに「ラベンダー」として売られています。

しかし実際には、ラヴァンデュラ属は非常に多岐にわたる種が含まれます。

ここでは、ラベンダーについての科学的な知識を深める目的で、ラベンダーの植物としての特徴や精油の成分などについて、各論的に講述したいと思います。

ラベンダーの利用と香り

ラベンダーは香粧品香料、食品香料のどちらにとっても非常に重要な香料資源です。アロマセラピーに関連するところでは、乾燥させた花穂《かすい》をサシェと呼ばれるにおい袋に入れて用いられたり、枕に入れて用いられたり、植物療法では花穂をハーブティーとしたり、といった使われ方をしてきました。

これらは経験的に知られていた睡眠導入効果やリラックス効果を目的に、用いられていたようです。

その後、水蒸気蒸留法が一般的に用いられるようになってからは、花穂から蒸留した精油がよく用いられるようになっています。精油はキャリアオイル等に希釈して塗布したり、精油自体をお風呂やハンカチに落として芳香浴を楽しんだりと、様々です。

ラベンダーの種と香気成分

●真正ラベンダー（*Lavandula angustifolia*）

ラベンダーといえば一般的に真正ラベンダーを指す場合が多い、代表的な種です。数あるラヴァンデュラ属植物の中でも香りが非常に澄んでおり、エレガントです。一般的に、最も価値のあるラベンダー精油が採れるとして、アロマセラピー界を中心として大変な人気があります。

真正ラベンダーはフランスのプロヴァンス地方の高高度域（標高1500m以上）に自生しています。同地域は地中海性気候に属します。湿度が低く降水量が少ないこと、強い日差しと冷涼な気温（夏の平均気温が25度前後と比較的低い）が特徴で、真正ラベンダーに適した生育環境となっています。

一方、日本は湿度が高く、夏が暑いばかりでなく、その前に梅雨という季節現象が存在します。このような気候条件下では、真正ラベンダーは6~9月頃を生き抜くことができません。そのため一般的に、日本での真正ラベンダー栽培は難しいと考えられています。

昭和初期に香料会社が真正ラベンダーの種子を日本に持ち込み、栽培に適した土地を試験するとともに、日本の気候にあった品種を検討するという大規模な試験がなされました。結果、地域としては北海道が適しているとされ、富良野地方を中心として栽培が増えました。また、選抜育種という方法により、'ようてい'、'こいむらさき（濃紫3号）'、'おかむらさき'といった品種が選ばれ、現在も栽培されています。これら以外にも日本の種苗会社によって様々な真正ラベンダーの品種が作出されています。筆者の知る限りでは、'おかむらさき'や'ようてい'を国内で栽培し、精油を採って販売されている例があります。

主な真正ラベンダーの生産国はブルガリア、イギリス、フランス、ユーゴスラビア、オーストラリア、アメリカ、カナダ、南アフリカ、タンザニア、イタリア、スペインなどです。元はフランスで多く生産されていましたが、現在は生産国1位の座をブルガリアに明け渡しています。

真正ラベンダー精油の主な成分は、酢酸リナリル（linalyl acetate）25～45％と、リナロール（linalool）20～45％であり、残りの成分には4-テルピネオール（4-terpineol）0・1～6・0％、1，8-シネオール（1,8-cineole）0～2・5％、3-オクタノン（3-octanone）0・1～2・5％、カンファー（camphor）0～1・2％、などが占めています（67ページ参照）。

このうちリナロールには光学異性体というものがあり、天然の真正ラベンダーには（*R*）-リナロールが圧倒的に多く見られます。市場流通している真正ラベンダー精油のGC-MS分析を行うと、多くのものに偽和《ぎわ》（混ぜ物）が認められますが、リナロールや酢酸リナリルの光学異性体の比率を調べると、一目瞭然に偽和が明らかになることがあります。また、偽和には後述するラバンジンの精油が使われることが多いのですが、ラバンジンにはカンファーが多く含まれる（3・5～6・5％）ことから、明らかに真正ラベンダー精油と香りが異なることになります。

真正ラベンダーの品種による香気成分組成の違い

	fine	terroir	おかむらさき	ようてい
α-pinene	0.5	0.2	0.2	0.4
1-octen-3-ol	0.2	0.4	0.3	0.3
3-octanone	0.9	0.7	0.1	3.8
β-myrcene	0.4	0.6	1.0	0.9
eucalyptol	0.9	1.6	0.7	0.9
trans-β-ocimene	2.7	2.6	4.4	2.1
cis-β-ocimene	2.3	3.3	1.4	4.3
linalool	29.0	29.4	29.3	29.0
camphor	0.6	0.4	0.1	0.3
borneol	0.9	1.2	0.3	1.0
lavandulol	0.8	1.3	0.1	1.6
4-terpineol	5.7	2.1	1.6	5.3
linalyl acetate	37.7	38.3	43.7	27.5
lavandulyl acetate	3.6	3.6	1.3	6.2
β-caryophyllene	3.9	3.0	3.7	0.7
β-farnesene	1.7	1.1	0.8	2.7

数値は全揮発性成分に占める各成分の比率(%)を表す

●スパイクラベンダー　*(Lavandula latifolia ; Lavandula spica)*

真正ラベンダーの生育地よりも、温かく低高度地域での生育（標高200～600m付近）に適しています。スペインが主な産地ですが、地中海沿岸の各国で広く自生しています。

世界で年間200トン近くの精油が生産されています。ラベンダーといえばラベンダーらしい精油の香りと言えますが、少し香り筋が違うという印象を受けます。

成分に着目すると、真正ラベンダーに多く含まれていたリナロール含量の高さは同じくらいですが、もう1つの主成分であった酢酸リナリルの含量が非常に低いのが特徴です。酢酸リナリル含量が低い代わりと言えるかもしれませんが、1，8-シネオール、カンファー含量が高いのが特徴で、重くとげとげした香調を併せ持ちます。これらの特徴を除けば、概ね真正ラベンダーと似た微量成分組成をしていると言えますが、総じて真正ラベンダーよりも、鼻をつくような強い香りを持っていると言えます。

●ストエカスラベンダー／フレンチラベンダー（*Lavandula stoechas*）

昔から「フレンチラベンダー」と呼ばれていますが、この呼称自体、他のラヴァンデュラ属の仲間を指す場合もあるため、学名からとったストエカスラベンダーという呼称を使って区別する場合が増えています。

プロヴァンス地方に自生するラヴァンデュラ属の植物ではありますが、香粧品や食品香料、また、アロマセラピーにおいてもあまり大きな価値がありませんので、栽培量、採油量ともに極めて限られています。

ぼんぼりのような形状の花が咲き、花のてっぺんにヒラヒラとした花弁がつくのが特徴です。これを蝶の羽に見立て、フランスでは「Lavande papillon：：蝶々ラベンダー」と呼ぶこともあるようです。

鑑賞的な価値と育てやすさの関係から、日本ではしばしばホームセンターなどで「ラベンダー」とのみ表記されて売られています。

ストエカスラベンダー精油の香気成分組成は、真正ラベンダーやスパイクラベンダー、ラバンジンとはかけ離れたものであるのが特徴です。主成分であるフェンコン（fenchone）は、比較的珍しい香気成分であると言えます。リナロールや酢酸リナリルをほとんど含まないため、フローラルな香りは持たず、重くいがいがとした香りが強い精油になります。この精油が持つアロマセラピー効果についてはほとんど研究報告がなく、わかっていないことばかりです。

●ラバンジン（*Lavandula* × *intermedia*）

真正ラベンダーとスパイクラベンダーとの交雑種です。交雑種の場合、学名において属名「Lavandula」と種名「intermedia」の間に×記号を書いて表します。このラバンジンに関しては人為的に掛け合わせてつくられたもの、自然交雑の結果できたものの両方が含まれます。採油用品種として用いられているものの多くは人為的に掛け合わせて作られたものがほとんどです。

種としての栽培適性ですが、湿度に対する耐性がある程度高く、また、精油含有量が真正ラベンダーよりも高いこと、育てやすさ等も相まって、世界中で栽培量が増えています。現在の主な生産国はスペイン、フランス、イタリア、バルカン諸国、オーストラリア、タスマニアなどです。こちらも真正ラベンダーと同様、ブルガリアの生産量が増えています。

成分的な特徴としては真正ラベンダーとは異なり、カンファーを比較的高含量で含みます（72ページ参照）。このカンファー含有量が高いほど、精油としての香りは重くなっていく傾向にあります。品種も多いのですが、カンファー含量が低いものから順に、'スーパー（super）'，'レイドバン（raydovan）'，'グロッソ（grosso）'，'ボゴング（bogong）'，'アブリアル（abrial）'，等があります。

現在の栽培や精油抽出においては、比較的香気成分組成が真正ラベンダーに近い'スーパー'が主力になっています。

ラバンジンの品種による香気成分組成の違い

香気成分	super	raydovan	grosso	bogong	abrial
α-pinene	0.3	0.4	0.9	1.4	0.9
1-octen-3-ol	0.1	0.5	0.5	0.7	0.4
3-octanone	0.9	0.2	0.4	0.5	0.8
β-myrcene	0.9	0.4	tr.	1.2	0.5
eucalyptol	4.3	4.1	8.1	13.5	12.7
trans-β-ocimene	1.2	3.5	0.7	1.2	0.6
cis-β-ocimene	1.0	0.4	0.6	0.8	1.4
linalool	35.1	52.4	37.3	33.6	37.5
camphor	4.9	7.6	8.0	9.4	9.6
borneol	3.2	1.7	3.5	4.2	2.9
lavandulol	0.7	0.3	0.7	0.7	0.8
4-terpineol	0.1	0.3	4.8	2.0	0.9
linalyl acetate	37.2	18.7	23.6	19.2	22.1
lavandulyl acetate	1.2	0.5	1.5	2.0	1.2
β-caryophyllene	0.8	2.8	0.9	1.0	1.0
β-farnesene	0.4	0.5	0.9	0.8	0.3

数値は全揮発性成分に占める各成分の比率（%）を表す

ラヴァンデュラ属の種による香気成分組成の違い

香気成分	真正ラベンダー	ラバンジン	スパイクラベンダー	ストエカスラベンダー
α-pinene	0.1	0.3	1.9	2.1
1-octen-3-ol	0.2	0.1	0.1	0.1
3-octanone	1.1	0.9	0.5	0.1
β-myrcene	0.6	0.9	0.5	tr.
eucalyptol	0.9	4.3	24.2	16.3
trans-β-ocimene	3.5	1.2	0.5	1.2
cis-β-ocimene	1.8	1.0	0.1	tr.
linalool	30.9	35.1	46.7	0.7
camphor	0.2	4.9	13.7	25.8
borneol	0.5	3.2	2.0	0.5
fenchone			tr.	38.5
lavandulol	0.9	0.7	tr.	tr.
4-terpineol	2.4	0.1	0.6	0.5
linalyl acetate	38.9	37.2	0.5	0.1
lavandulyl acetate	2.9	1.2	0.1	0.1
β-caryophyllene	3.3	0.8	1.0	0.2
β-farnesene	1.5	0.4	0.3	tr.

数値は全揮発性成分に占める各成分の比率（%）を表す

ラベンダー精油の生産状況

現在、世界の真正ラベンダー精油生産量は、年間200トンと言われています。この中で、フランスの真正ラベンダー精油生産量は45トンと見積もられています。1950年には200トンであったことを考えると、かなりの減産になっていると言えます。

この間に、ラバンジン精油の生産量は0トンから1000トンに増加したとされています。これには様々な要因が考えられますが、真正ラベンダーに対してラバンジンは生育旺盛で環境耐性が高く、採油率が高いという特長があります（これを雑種強勢と呼びます）。

日本では毎年40トン弱の「ラベンダー」精油を輸入しているという統計がありますこれは真正ラベンダーやラバンジンを区別した数値ではないため、筆者の知り得る情報だけでは正確な真正ラベンダー精油の輸入量は不明です。

ただ、筆者が指摘しておきたいのは、フランスにおける真正ラベンダー生産量と日本のラベンダー輸入量にほぼ違いがないことをどう考察するか、ということです。「ラベンダー」の香りは食品用途（フレーバー）としても、香粧品・日用品（フレグランス）用途としても極めて重要です。日本のみならず世界各国で大きな需要があります。

このような現状を鑑みると、日本に輸入される「ラベンダー」精油が真正ラベンダーのみでないと言うよりもむしろ、ほとんどがラバンジンである可能性もあります。つまるところ、エンドユーザーであるアロマセラピストの手元に届く真正ラベンダー精油がすべて純粋なものであると断言するのは難しそうです。

ラベンダーの精油と偽和

真正ラベンダーの香りは大変素晴らしく、その利用も多岐に渡りますが、栽培環境を選ぶうえ、採油率も低いことから、しばしば偽和の代表選手としても取り上げられます。

すなわち、生産者から消費者に渡るまでのサプライチェーンのどこかで、有機溶剤やラバンジンの精油を加えることで、かさ増ししている可能性があります。分析者は以下のような点に着目して偽和の有無を見分けています。

①真正ラベンダー精油に本来含まれない成分が入っていないかどうか

エタノールやクエン酸トリエチルといった有機溶剤、植物油などは精油と混和しやすく安価であるため、かさ増しのための偽和剤として用いられます。これらは容易に検出できるため、精油に混ざっている場合は簡単に偽和判定が可能です。

リナロールとジヒドロリナロール

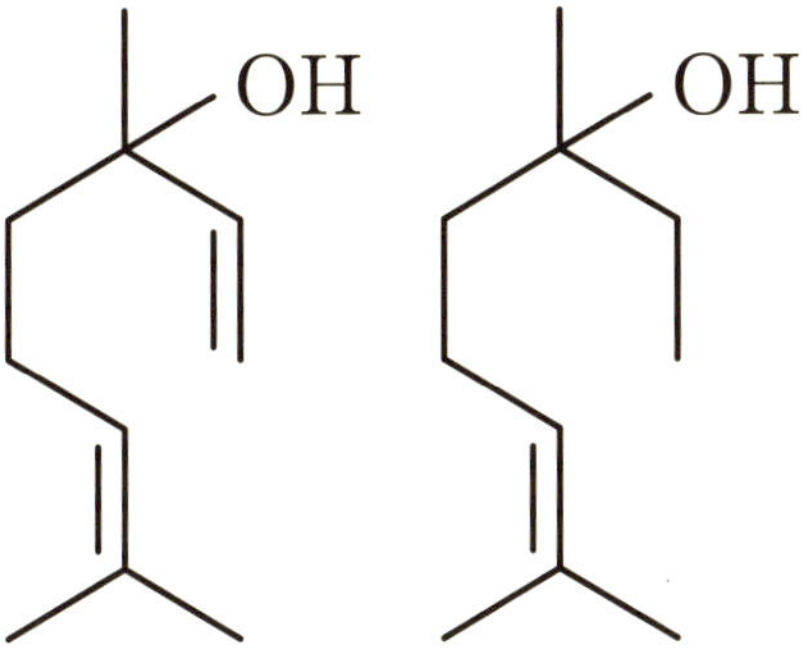

また、ジヒドロリナロール（dihydrolinalool）と呼ばれる、天然界には存在しないと考えられている成分が検出される場合があります。これは合成リナロールに不純物として1％程度含まれるものであるため、合成品による偽和の検出に有効な方法です。

②真正ラベンダー精油として適正な成分組成かどうか

ラバンジンのように、真正ラベンダーと比較的似た組成を持つ精油で偽和されている場合の判定方法です。ラバンジンはカンファーを多く含みます。一般的に、真正ラベンダーに含まれるカンファー量はごく微量であるため、あるラベンダー精油に含まれるカンファー含有量が多い場合には、ラバンジンによる偽和が考えられます。

③エナンチオマー存在比が許容範囲内かどうか

非常に巧妙な偽和が行われている場合の判定方法です。少し専門的になるため、ここでは要点のみ紹介します。ラベンダーの主成分であるリナロールや酢酸リナリルには、それぞれ2種類の光学異性体（エナンチオマー）が存在します。ある植物種がある成分のエナンチオマーを作り出す存在比はある程度決まっています。

例えば、真正ラベンダーのリナロールの（*R*）体存在比は93％前後です。他の植物に由来するリナロールや合成品のリナロールが混ざっていた場合はこのエナンチオマー存在比が崩れますので、特殊な分析条件下でエナンチオマー存在比を求めることで偽和判定ができます。

真正ラベンダーの香り効果

品質のよいピュアな真正ラベンダー精油の香りによる匂い刺激は、皮膚の血流を増加させ、バリアー機能を高めて皮膚の保湿度を上昇させたり、育毛を促進し、創傷治癒促進効果があるものと考えられます。

アルツハイマー患者では体内時計の存在する脳・視床下部・視交叉上核（SCN）のニューロン（神経細胞）の数が著しく低下することが知られています。そのため、この病気の患者では生活の概日リズムが乱れることが1つの特徴になっています。

体内時計はヒトの場合、身体を昼間に覚醒させ、夜間に休息させるように自律神経系や内分泌系を調節しているのですが、精油の香りによる匂い刺激によって正常な覚醒と睡眠が誘導され、軽度認知障害が改善するという報告があります。

ただし、筆者が以前使用していた〝真正ラベンダー精油〟と称するラベンダー精油の香りには、皮膚動脈交感神経に対して変化が見られなかったのに対して、最近取り扱っている真正ラベンダー精油の香りにはそれが見られました。つまり、精油の香り効果を期待するなら、質のいいピュアな精油を使用する必要があるということです。

ラベンダーを科学的に理解し、正しくアロマセラピー効果を理解していくには、偽和のない精油を対象に、客観性のある方法で、アロマセラピー効果と香気成分組成との関係性を明らかにしていく必要があります。

いまのところ、ラベンダー精油については巷で言われているほど効果・効能が科学的には明らかにされておらず、これからの研究の必要性が高まっています。

カンキツの利用と香り

カンキツ類は世界中でフルーツとして極めて重要な位置を占めています。いずれもシトラス属（*Citrus*）に属し、様々な種が存在します。特に重要性が高いカンキツの種としては、スイートオレンジ（*Citrus sinensis*）、レモン（*Citrus limon*）、ビターオレンジ（*Citrus aurantium*）、ライム（*Citrus aurantifolia*）、そしてグレープフルーツ（*Citrus paradisi*）等が存在します。

いずれも食用でありながら香料原料としても重要であり、生食用とは別に分け、精油抽出に加え、搾汁を行う加工用にも一定量回されています。果汁飲料ではスイートオレンジやグレープフルーツが人気ですが、濃縮還元ジュースを加工する過程では、必ずこれらの香料が必要になります。

これらの食用香料用途に加え、香粧品関係でもカンキツ類の香りは非常に重要であるため、バニラ、ミントやバラなどと並んで世界で最も使用量の多い香りの仲間であると言えます。

日本には在来のカンキツとしてタチバナ（*Citrus tachibana*）とシークヮーサー（*Citrus depressa*）の2種が存在します。これらと外来のカンキツ類をかけ合わせた結果、非常に多岐に渡るカンキツ類の種、変種が生み出されました。これらを総称して和カンキツと呼ぶことも一般的です。

その中でも特にユズ（*Citrus junos*）、スダチ（*Citrus sudachi*）、カボス（*Citrus sphaerocarpa*）などは、糖が乗らない香酸カンキツとして重要であり、ゆずぽんなどの調味料に欠かせない存在であるとともに、焼き魚などにかける使用法はおなじみの風景になっています。

そのまま食用にする、ハッサク（*Citrus hassaku*）、タンカン（*Citrus tankan*）、ヒュウガナツ（*Citrus tamurana*）なども高い人気を誇ります。現在も様々な種・変種が作出されており、その数は数百にものぼるとされています。

カンキツ類はラベンダー等とは異なり、香気成分を果皮の油胞《ゆほう》と呼ばれる器官に溜め込んでいるところに特徴があります。私たちが冬場にミカンを食べるとき、皮をむくと強く香りが感じられるのは、この油胞が壊され、中に入っている精油成分が揮発するためです。

油胞に入っている精油をいかにして抽出するかがポイントとなりますが、従来からよく用いられている方法は「圧搾法」と呼ばれる方法です。

これは、果皮に圧力をかけ、油胞をはじめとする果皮細胞からの流出液を集め、油分と水分にわける方法です。ただ、この方法では香気成分の回収率が悪いため、様々な方法が編み出されました。

現在は、おろし金の上で直接カンキツ果実を転がし、果皮を削り取ったものを精製する「スフマトリーチェ法」、螺旋状のおろし金で削り取り精製を行うペラトリーチェ法」や、これらを改良した方法が主流になりつつあります。いずれも、熱をなるべくかけずに抽出を行っているところに長所があります。カンキツ類の香気成分が熱に弱い性質を持つため、このような抽出方法が用いられています。

熱をかけずに抽出したカンキツの精油には、香気成分以外にも果皮に由来するワックス、中性脂肪など不純物を多く含みます。ときにこれらは精油の品質保持期間を短くするため、好まれません。

また、カンキツ類精油にはフロクマリン類と呼ばれる一連の成分が精油に入ってくることが知られています。このフロクマリン類は紫外線等を受けると分子が励起し、エネルギーを貯め込んだあと放出する、という性質を持っており、皮膚に炎症やかゆみを及ぼし得ることが知られています。

よく、「カンキツ類精油を皮膚に塗布したあと、日光に当たってはいけない」と言いますが、これは以上のようなフロクマリン類の性質によるもので、「光毒性」と言われています。フロクマリンは皮膚に塗布すると光毒性が起こりますが、圧搾法で採取した柑橘系のベルガモット（*Citrus × bergamia*）の精油では食べると美味しく感じるために食品業界ではフロクマリンの多い精油が望まれます。

余談ですが、揮発性成分以外を含むカンキツ類の精油は、厳密には精油と呼べるものではありません。化学的な定義では、精油を「揮発性成分の濃縮物」としており、それ以外のものを多く含むカンキツ類はこの定義から外れるためです。ただ、その内容物の大部分が揮発性成分であることを加味して、アロマセラピー界ではカンキツ果皮の圧搾抽出物を、精油とカテゴライズしています。

カンキツ類の中には花を水蒸気蒸留し、その精油を香料として利用する場合もあります。代表例はネロリ（*Citrus aurantium*）です。同じ植物種の果実精油はビターオレンジ、葉精油はプチグレンと呼ばれています。ネロリは不揮発性成分であるフロクマリン、ワックス、中性脂肪を含みませんので、化学的に見ても精油というカテゴリーになります。

ところで、ベルガモット精油を圧搾法で製造している業者に、どうして蒸留しないのかを尋ねてみました。上述のように、食品業界で好まれるフロクマリンが精油に含まれなくなるためです。すると、「蒸留して熱を掛けたら大事な成分が消失してしまう」という答えが返ってきました。

筆者Nの経験では酢酸リナリルの香りによる匂い刺激は副腎交感神経を抑制せず、癒し効果を引き起こしません。一方、酢酸リナリルを動物の胃や腸に直接入れると副腎交感神経を抑止して癒し効果を発揮します。

化粧品業界はリナロールの多いベルガモット精油を利用しますが、食品業界はリナロールよりも酢酸リナリルの多いベルガモット精油を使用するため、イタリアのレジオ・ディ・カラブリアのベルガモット精油製造所のように、圧搾法で採取した精油を処理してリナロールと酢酸リナリルがそれぞれ多い精油を製造しているところもあります。

これら以外にも、カンキツ果皮から水蒸気蒸留で精油を取り出そうとしたり、マイクロ波を使って精油を抽出しようとする試みがなされており、近年のカンキツ精油事情としては、必ずしも圧搾法にカテゴライズされるものだけではなくなってきたように思います。

グレープフルーツの生産地

グレープフルーツは、各種カンキツ類精油の中でもアロマセラピー人気が高いものです。グレープフルーツの産地はアメリカ・フロリダであり、香料としてのグレープフルーツ精油市場を長らく支えてくれています。

しかし近年、グリーニング病と呼ばれる病害が蔓延したこと、また、２０１７年９月にハリケーンが産地を直撃したこと、フロリダ州でグレープフルーツ畑が宅地に転換されたことなど、複数の要因により、産地が危機的な状況に陥っています。

元々、食品香料関係での使用が極めて多いこと、絶対的なグレープフルーツ精油の輸入量が限られていることから、現在はアロマセラピーユーザーに精油が行き届きにくい状況になっています。現在はフロリダに代わるグレープフルーツの産地として南アフリカ、メキシコ、イスラエルなどが着目されていますが、精油の安定供給に至るには、もうしばらくかかりそうである、との見方がなされています。

グレープフルーツの香気成分組成

すべてのカンキツ類精油は、特徴的な成分としてリモネン（limonene）を含みます。このリモネンという香気成分は、植物種を問わず普遍的に見られる、一般的な香気成分であり、何ら変わったものではありません。カンキツ類の精油の多くでは、このリモネンの値が全香気成分中のほとんどを占めるというところに特徴があります。比較的数値が低いレモンで7割、スイートオレンジで9割程度のものが多いですが、グレープフルーツは更に多く、95％程を占めています。残りの成分にはベータ-ミルセン（β-myrcene）1・5〜2・5％、アルファ-ピネン（α-pinene）0・2〜0・6％、ヌートカトン（nootkatone）0・01〜0・8％、デカナール（decanal）0・1〜0・6％、サビネン（sabinene）0・1〜0・6％、ベータ-ピネン（β-pinene）0・05〜0・2％、ネラール（neral）0・05〜0・04％などがあります（91ページ参照）。

香りを嗅いでみると、同じカンキツ類の精油でも少しずつ香りが異なることがよくわかります。実は、主成分であるリモネンそのものは、それほど強く精油の香りに寄与しているわけではありません。リモネンを除いた残りの部分にカンキツ精油を特徴づける成分が含まれています。

グレープフルーツ精油において最も有名で、かつ重要なのはヌートカトン（nootkatone）です。ごくわずかしか含まれないこの成分は、グレープフルーツのビターな香りに寄与しています。閾値が低いため、ほんの少しで強く香ります。実際、筆者Nはグレープフルーツ精油の香りにより自律神経活動の変化が起こることを認めていますが、リモネンのみでなくヌートカトンがその変化の有効成分であることを示す結果も得ています。

これら以外にも、精油中わずか5％の部分に数百もの香気成分が含まれていると考えられています。成分量だけを見ていると本当に重要な成分を取りこぼしてしまう可能性があるため、カンキツ類の精油の取り扱う上では鼻でしっかりと嗅ぐ、すなわち「官能評価」が重要です。

余談ですが、和カンキツの精油はリモネン含量の低いものが多いのが特徴です。代わりにガンマ-テルピネン（γ-terpinene）、ベータ-ミルセン（β-myrcene）といった香気成分が多く含まれます。特にベータ-ミルセンが多いと、少し鼻に抜けるようなグリーンがかった香調が強くなります。

これらもグレープフルーツ同様、検出できるかどうかわからないくらいの微量成分が、香りのキーになっている場合がほとんどです。

グレープフルーツ精油とレモン精油の香気成分組成の違い

香気成分	グレープフルーツ	レモン
α-pinene	1.0	2.1
β-phellandrene	0.3	1.8
β-myrcene	1.8	1.4
p-cymene	0.1	3.8
limonene	95.3	67.6
γ-terpinene		5.4
linalool	0.2	0.2
limonene oxide	0.1	0.5
α-terpineol	0.1	0.1
decanal	0.2	
neral		0.7
geranial	0.1	1.3
decanoic acid	0.1	
germacrene D	0.1	
β-caryophyllene	0.2	0.1
caryophyllene oxide	0.1	0.1
auraptene	0.1	
nootkatone	0.2	

数値は全揮発性成分に占める各成分の比率(%)を表す

グレープフルーツの精油と偽和

カンキツ類の中で比較した場合、グレープフルーツの精油は比較的高価です。また、精油生産量が安定しないため、しばしば偽和の対象となります。

この場合、最もよく用いられる方法は合成のリモネンを加える方法です。元々、グレープフルーツ精油の主成分としてリモネンが圧倒的であること、リモネン自体の香りはグレープフルーツの香調にとってそれほど重要でないため、多少足したところでわかりにくいこと、合成のリモネンが安価であることなど、偽和剤としてリモネンが使いやすい理由はいくつでもあります。

天然由来では、安価に用いることが可能でグレープフルーツの香調を邪魔しない、スイートオレンジ等が用いられているようです。こちらもラベンダー同様、純粋な精油を実験に供試し、効果・効能を科学的に明らかにするとともに、その香気成分組成との関係性を明らかにする研究を進めていくことが望まれています。

グレープフルーツの香り効果

以前、日本テレビの『所さんの目がテン！』という番組のプロデューサーから、「グレープフルーツ精油のダイエット効果について放送したいのだが、ラットではなくヒトでの証拠が欲しい」

という内容の問い合わせがあり、その試験計画を提案しました。それは、赤外線を使ったサーモグラフィーで被験者の背中の体温を測定し、グレープフルーツの匂いを嗅いだときに体表面温度がどのように変化するかを調べるというものです。

19歳、21歳、24歳の3名の被験者に水着を着てもらい、半分に切った果物のグレープフルーツを鼻先4cmのところに置いて、30分間匂いを嗅ぎ続けてもらいました。

すると90分後、被験者3人の体表面温度が2℃以上増加したのです。

これは、グレープフルーツの香り刺激には、白色脂肪組織と褐色脂肪組織を支配する交感神経を興奮させる作用があるからです。

つまり、グレープフルーツの香り刺激によって交感神経が興奮すると、まず、白色脂肪組織で脂肪分解が起こります。次に、脂肪分解によって生じた脂肪酸を使い、褐色脂肪組織が熱を作り出した（熱産生）というわけです。

そして、熱産生によってエネルギーの消費が促進され、結果、ダイエットにもつながっていくのだと考えられます。

この話を読んで、みなさんは、「グレープフルーツの香りにダイエット効果があるのだったら、匂いを嗅ぐよりも、いっそのこと食べてしまった方がいいのではないか」と思いませんでしたか？

これが意外にも、そうではないのです。

『はなまるマーケット』という番組で、やはりグレープフルーツを使ったダイエットを取り上げるということで、私のところに相談に見えました。話を聞けば、番組では匂いを嗅ぐだけではなく、グレープフルーツを食べなければいけないということでした。これを聞いた私は即刻、

「食べたら効果がなくなりますよ！」

と答えました。

食べ物や飲み物が胃や腸に入ると、胃腸の機能を高めるために、副交感神経が興奮します。それによって、白色脂肪組織と褐色脂肪組織を支配する交感神経が抑制され、脂肪分解の減少、さらに、体温の低下が起こると考えたからです。

結果は予想通りのものでした。

サーモグラフィーを使って水着を着た被験者の背中の体温を測定したところ、グレープフルーツの香りを嗅いだときには体温の上昇が約3時間続いたのに対し、食べたときには体温は30分間ほど上昇し、そのあとは低下していったのです。

以上、テレビ番組の実験から、グレープフルーツの匂いによるダイエット効果をざっくりとご紹介しましたが、どのように感じましたか？

匂いのすごさを実感した方もいらっしゃるでしょう。しかし、上記の実験の様子からは、「グレープフルーツの匂いで体温が上昇する」という現象しかわからず、かつての私のように、「やはり偽薬（プラセボー）効果なのでは？」と、思った方もいらっしゃるかもしれません。

しかし実際、グレープフルーツ精油の香りによる匂い刺激は、胃腸を支配する副交感神経である迷走神経を抑制するため、消化・吸収機能が低下し、刺激が遷延すると食欲が低下します。さらに、白色脂肪組織と褐色脂肪組織を支配する交感神経を興奮させることにより、白色脂肪組織に蓄積する中性脂肪の脂肪分解を促進します。また、脂肪分解で生じた脂肪酸をエネルギー源として、褐色脂肪組織での熱産生を増大させます。結果として、体脂肪が減少することになり、痩身効果があることもわかっています。

精油は偽薬でもなければオカルトチックな怪しげな薬などではないのです。ここから先、少し難しい話になりますが、それを科学的な観点からお話ししていきたいと思います。

3

体内時計と自律神経

精油と体内時計

精油の効果を科学的に語るうえで、「体内時計」と「自律神経」の話は必要不可欠です。本章では、これらについて、説明しようと思います。

地球上の生物は、地球の自転と公転によって形成される周期に合った約24時間のリズムで生活しています。これを、「概ね1日周期のリズム」という意味で、「概日リズム」と呼び、地球上に住む生物は、この24時間ごとの環境変化に適応した生物時計機構を持っているというわけです。

この概日リズムを刻む時計「体内時計」は、大脳の視床下部に位置し、約3万6000個のニューロンからなる「視交叉上核（SCN：hypothalamic suprachiasmatic nucleus）」に存在することがわかっています[21]。

この視交叉上核（以降、SCN）、つまり体内時計は、身体の組織や臓器の機能を調節する際に、自律神経の制御を介して重要な役割を果たしています。

このことは、動物のＳＣＮを電気破壊すると摂食行動[20]などの概日リズムが消失すること[22]、低血糖時や光照射時に見られるべき自律神経活動の変化が確認されなかったこと、さらに、自律神経活動の変化による血糖値の変化なども認められなくなることからも、明らかです[11-17]。

またＳＣＮを電気破壊すると、動物に精油の香り刺激を与えたときにも、起こるべき自律神経活動や生理機能の変化が消失することが確認されました[8,9,10]。

さらに筆者らは、オランダ脳研究所との共同研究で、ＳＣＮから膵臓、肝臓、副腎に向かう交感神経と副交感神経の投射経路（神経細胞《ニューロン》が軸索を伸ばして別の神経細胞や臓器・組織に連結する経路）を明らかにするとともに、交感神経系に投射するＳＣＮニューロンと副交感神経系に投射するＳＣＮニューロンが別個のものであることも明らかにしました。

ほかの研究者たちも、白色脂肪組織、褐色脂肪組織、腎臓、甲状腺、皮膚など、調べたすべての臓器・組織へＳＣＮから投射があることを明らかにしています。つまり、身体のほとんどすべての臓器・組織に対する、ＳＣＮの神経投射経路が存在すると考えられるということです。

後述しますが、ＳＣＮを破壊すると、これまでに筆者らが調べた体内外の環境変化がもたらす自律神経活動変化のすべてが消失します。つまり、体内時計が障害を受けると、身体のほとんどすべての臓器・組織に関わる自律神経活動変化が消失し、それに伴って生理機能の変化も消失することになるということです。

北欧で日照時間の短い冬に多発する冬季うつ病（季節性情動障害）は、ＳＣＮにある体内時計の乱れによって引き起こされ、３０００lx以上の明るい光を早朝２時間ほど浴びて体内時計を同調することで、うつ状態が改善されることが知られています。また、筆者らが行ったヒトでの予備試験では、グレープフルーツ精油の香りによる体温変化は、朝方よりも夕方の方が強く起こることが認められました。

つまり、精油の香り刺激が褐色脂肪組織を支配する交感神経活動を変化させる反応は、時刻によってその強さが変わるということです。

地球の自転と公転

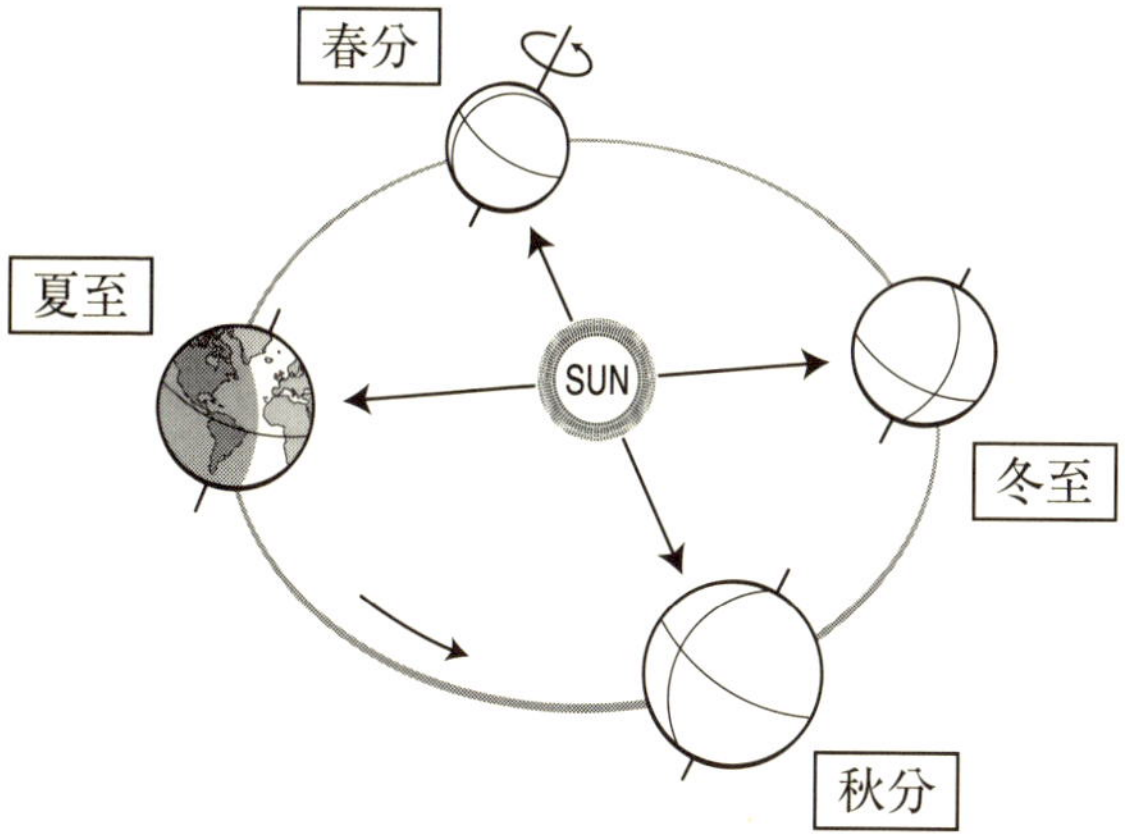

地球の自転（周期 23 時間 56 分）と公転（周期 4 分）

概日リズムとヒトの生理機能

体内時計について、もう少し詳しくお話ししましょう。

私たち人類は、地球の自転周期にあった約24時間のリズムで生活していると述べましたが、正確にいうと、23時間56分の自転周期と、4分の公転周期で、合わせて24時間となります（101ページ参照）。

そして、私たちの身体の中では、朝起きて夜寝るという睡眠・覚醒のサイクルだけでなく、ホルモンの分泌や血圧、体温の調節など、生理機能のほとんどが、24時間のリズム（概日リズム／日周リズム）で変動しているのです。

次ページの図は、「ヒトの日周リズムの頂点位相」といって、24時間の概日リズムの中で、ヒトの生理機能の指標が最高値をとる時刻を示したものです。

これを見ると一目瞭然ですが、「活動力」「気分」「記憶力」といった肉体的、精神的な身体機能は活動期である昼間の真ん中に最高値を示しています。

ヒトの日周リズムの頂点位相

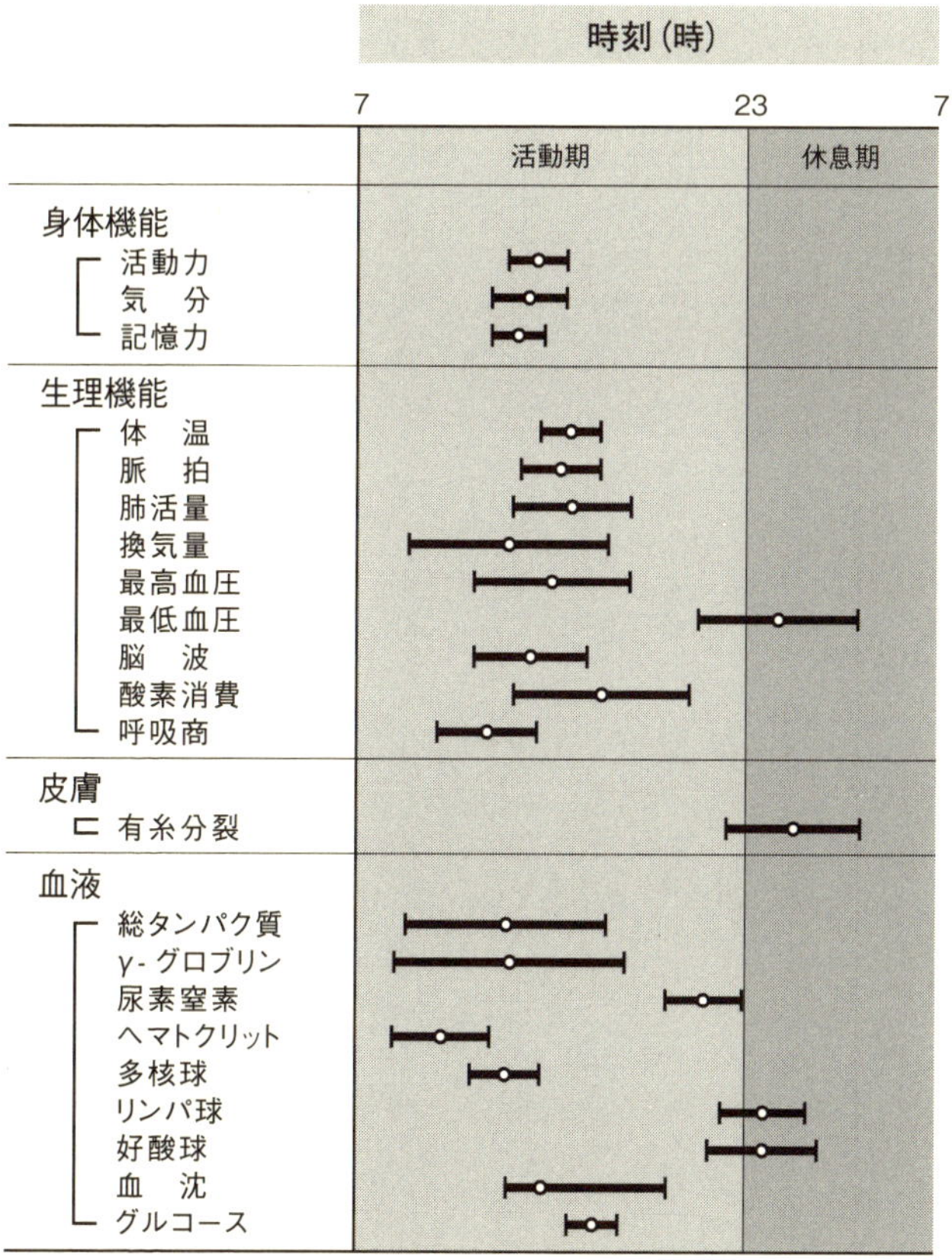

そして、これらの身体機能が最も高い時刻には、体温、脈拍、肺活量、換気量、最高血圧、脳波の活動、酸素消費、呼吸商（＝排出した二酸化炭素の体積／消費した酸素の体積）や血糖値（血中グルコース値）なども最高値を示しています。

一方、皮膚の細胞の有糸分裂やリンパ球、好酸球の値は休息期の前半に最高値を示していますが、これは、この時刻に睡眠をとることが美容や健康に大切であることを示しているとも考えられます。実際、インフルエンザなどの予防接種の効果は、睡眠を十分にとれているかどうかによって差がでることも、報告されています。

また、よく「寝る子は育つ」などと言いますが、これも、概日リズムの影響によって、子どもの骨や筋肉の成長を促す成長ホルモンが、休息期に入ってから大量に分泌されることによるものとも言われています。

このような概日リズムを生物で最初に報告したのは、フランスの天文学者ジャン・ジャック・ドルトース・ドゥ・メランです。１７００年代のことでした。彼は、へリオトロープという植物（恐らく*Mimosa pudica*、オジギソウ、ネムリグサ）を使った観察を行っています。

この植物は、夜になると葉を閉じる運動を行うことが知られていましたが、ドゥ・メランは、この植物を一日中暗い場所に置いておいても、夜になると葉を閉じ、朝になると葉を開くという、いつもと同様の動きをすることを発見しました。

つまり、この植物が葉を閉じたり開いたりするのは日光という外部要因の影響によるものではないということです。そしてのちに、ドゥ・メランが発見した現象は、植物自身が持つ〝時計〟によってコントロールされていることが明らかになったのです。

「自律神経」の役割

ここまでにたびたび「自律神経」という言葉が出てきましたが、精油の効果と自律神経は、切っても切り離せない関係と言えます。そこで、本書の理解を深めるために、このへんで一度、自律神経について詳しくお話ししていくことにしましょう。

私たちの身体には、自分の意思とは関係なく、体内外の環境の変化に対応して、体温や血圧、血糖値、酸素濃度などの生理的状態を一定に保とうとする機能が備わっています。これを、体内恒常性（ホメオスタシス）といいます。

自然治癒力や回復力、抵抗力など、弱った身体を元の健康な状態に戻そうという生命力そのものと考えてもよいでしょう。この体内恒常性を保つのに大きな役割を果たしているのが「自律神経系」と、様々なホルモンを分泌する「内分泌系」です。

体内外環境の情報は、自律神経の最高中枢とも言われる視床下部に伝達され、そこから自律神経系のルートを通り、末梢の臓器・組織に投射（神経細胞《ニューロン》が軸索を伸ばして別の神経細胞に連結すること）して情報を伝達し、それらの生理機能を調節します。例えば、外に出て「寒い」と感じたとします。すると「寒い」という知覚情報は、神経を通って視床下部に伝達され、体温調節に関する情報処理が一瞬にして行われます。そして、視床下部から体温低下を防ぐための指令（「筋肉を震わせたり褐色脂肪組織を働かせて熱を作れ！」「血管を収縮させて熱の放出を防げ！」など）が出され、その指令は自律神経系を通って筋肉、褐色脂肪組織や皮膚の血管に伝えられるというわけです。

寒いとか熱いとか、うるさいとか臭いとか、怖いなどという知覚が自律神経活動の変化を引き起こすのは、これらの知覚情報が情動の中枢と呼ばれる辺縁系という部分に伝えられて、その情報が視床下部の自律神経中枢に伝えられるためです。これに関して、知覚情報が辺縁系の扁桃体という脳の部位に伝えられて、それが大脳皮質で快や不快といった知覚を生み出して、次いで、その快・不快情報が視床下部に伝えられて自律神経活動の変化を起こると思われているようです。しかしながら、そうではなくて自律神経中枢である視床下部と、快・不快という感覚を起こす大脳皮質とでは同時に並行して知覚情報が扁桃体から伝達されて自律神経活動の変化と感覚が別個に形成されるのです。

一方、視床下部の腹側のニューロンは下垂体前葉に下垂体前葉ホルモン（副腎皮質刺激ホルモン、成長ホルモン、甲状腺刺激ホルモンや性腺刺激ホルモンなど）の分泌を調節する遊離ホルモン（releasing hormone, RH）と遊離阻害ホルモン（release inhibiting hormone、RIH）を放出します。また、視床下部の視束上核と室傍核と呼ばれるニューロンの塊の部位で合成され運搬されたニューロンの軸索からなる下垂体後葉は、抗利尿ホルモン（バゾプレッシン）とオキシトシンを蓄えていて、これらのホルモンは視床下部ニューロンからの神経信号に反応して体内恒常性維持のための需要に応じて分泌されます。

このように、視床下部は下垂体ホルモンを介して他の内分泌臓器からのホルモン分泌の調節や臓器・細胞の調節により体内恒常性を保っています。

「交感神経」と「副交感神経」

よく知られているように、自律神経は「交感神経」と「副交感神経」に分けられます。この2つは〝アクセル〟と〝ブレーキ〟の関係にあり、体内外の環境や状況に応じてどちらかが優位になって、臓器・組織をコントロールしています。

簡単に言えば、交感神経が身体の肉体的な活動性を上げる〝アクセル〟で、副交感神経が肉体的な活動性を下げてリラックスモードにさせる〝ブレーキ〟です。

しかしながら、消化管に対しては副交感神経が〝アクセル〟となり、交感神経は〝ブレーキ〟となります。

スポーツなどで勝負に出るときや、気合を入れて仕事をするときなどには交感神経が優位となり、血圧や血糖を上げて〝戦闘モード〟に入ります。

一方で、活動期を終えると一般に副交感神経が優位となります。呼吸や心拍、血圧が低下して〝リラックスモード〟になるとともに、〝戦闘中〟には抑制されていた消化管の運動は活発になり血流も増加して、消化・吸収が活発となり、便通が促進されるなどの変化が見られます。

ストレス刺激が原因で体調を崩してしまった、などという話をよく聞きますが、これには多くの場合、自律神経が関係しています。

例えば職場の上司の監視が厳しく、事あるごとにチクチクと文句を言ってくる、常に見張られている感じがするといった状況を想像してみて下さい。

部下は、この上司に怒られないように、どんなことにも細心の注意を払うでしょう。また、いつでも見られているような気がして気が休まらず、常に緊張した状態、〝戦闘モード〟が続くことになります。つまり、ほとんどの臓器・組織を支配する交感神経が優位に立っている状態がずっと続くことになってしまうのです。

そのとき、身体の中ではどのようなことが起きているのでしょう。

自律神経活動変化と予想される生理機能変化（作用及び副作用）

	交感神経興奮 （異化的）	副交感神経興奮 （交感神経抑制）（同化的）
白色脂肪	脂肪分解（抗肥満）	脂肪分解減少
褐色脂肪	熱産生・体温上昇（抗肥満）	体温低下（入眠促進）
膵臓	インスリン分泌減少 グルカゴン分泌増加（血糖上昇）	インスリン分泌増加 （血糖低下＝抗糖尿病）
副腎	血圧上昇、血糖上昇 （覚醒、疲労回復）	癒し効果 （抗高血圧、抗糖尿病）
肝臓	グリコーゲン分解（血糖上昇） 障害防止力低下、再生低下 コレステロール合成促進	グリコーゲン合成促進（血糖低下） 障害防止力促進、再生促進 コレステロール合成低下
腎臓	血圧上昇	血圧低下
胃・腸	消化吸収抑制	消化吸収促進（便通改善）
皮膚動脈	血流低下（保湿度低下）	血流改善（保湿度上昇、育毛促進）
免疫組織	免疫能低下	免疫機能上昇
（脾臓）	NK活性低下	NK活性上昇（抗腫瘍免疫と 抗ウイルス感染免疫促進）
骨格筋	血流上昇（β２受容体） （骨格筋の疲労回復）	血流低下 （骨格筋の疲労回復力低下）
膀胱	括約筋収縮（排尿抑制） （下腹神経）	排尿筋収縮（排尿促進） （骨盤神経）

この表は、代表的な臓器・組織に対し、交感神経と副交感神経がどのように働くか、そして、それに伴う生理機能の変化の関係を示したものです。詳しくは以下に詳述しますが、交感神経の興奮は、例えば血圧や血糖の上昇や免疫機能の低下、消化吸収機能の抑制をもたらし、これが続くことによって体に変調をきたすことになるのです。

以下に、前ページの表でまとめた自律神経活動変化と予想される生理機能変化（作用及び反作用）について、上から順に解説していきます。

【白色脂肪組織】

大量の中性脂肪が蓄積され、これが肥満の原因とも言われていますが、白色脂肪組織を支配する交感神経が興奮すると、脂肪分解が促進されることがわかっています。白色脂肪組織への副交感神経の投射はとても少ないため、主には投射する交感神経の活動変化によって、その機能は調節されています。交感神経が興奮すると、神経端末から放出されるノルアドレナリンがβ3アドレナリン受容体を刺激し、リパーゼを活性化して、中性脂肪が脂肪酸とグリセリンに分解されるためです。

一方、白色脂肪組織を支配する交感神経が抑制されると、脂肪分解が抑制されて、中性脂肪が蓄積していくことになります。

【褐色脂肪組織】

褐色脂肪は、古くは成人にはなく、胎児もしくは新生児にのみ認められるとされていましたが、最近の研究によって、成人でも機能的には存在していて、寒い環境に晒されるとその機能が活発になることが明らかになっています。

通常の細胞では、電子伝達系で伝達されたエネルギーが形成するプロトン（H^+：水素イオン）の、ミトコンドリア内膜の内外での濃度勾配（濃度の差）が解消するときに、ＡＴＰ合成酵素の働きで、細胞内エネルギーであるＡＴＰ（アデノシン３リン酸）がミトコンドリア内で合成されます。これを、共役反応（coupling reaction）と言います。

ところが褐色脂肪組織の細胞のミトコンドリアでは、電子伝達系で伝達されたエネルギーが形成するプロトンの、ミトコンドリア内膜の内外での濃度勾配が解消するときでもＡＴＰは合成されません。さらに褐色脂肪組織には、プロトンに内膜を通過させて熱を産生する蛋白質（非共役蛋白質：uncoupling protein＝ＵＣＰ）が存在しますが、この蛋白質の働きによってプロトンが通過するときに熱が発生することになります。

そして、褐色脂肪組織を支配する交感神経が興奮すると、神経端末から放出されるノルアドレナリンが、β3アドレナリン受容体を刺激します。すると、非共役蛋白質（ＵＣＰ）の働きが活発になり、主に脂肪酸をエネルギー源として熱産生が促進され、結果として、体温が上昇することになります。

一方、褐色脂肪組織を支配する交感神経が抑制されると熱産生が抑制されるため、体温が低下します（白色脂肪組織と同様に、褐色脂肪組織への副交感神経の投射はとても少ないため、主には投射する交感神経の活動変化よってその機能は調節されています）。

私たちヒトを含む哺乳類は、活動する日中は体温が高く保たれていますが、眠りにつくときは体温が下がります。したがって、褐色脂肪組織を支配する交感神経が抑制されると深部の体温が低下して、入眠が促進されることになります。

体温を低下させるメカニズムには、皮膚などの末消組織に血液を送る動脈なども関係しています。この動脈を支配する交感神経が抑制されると、末梢血管が拡張し、血流量が増加します。すると、皮膚表面から熱を逃すシステム（熱放散、輻射）が活発に働きだして、身体の深部の体温が下がります。

「赤ちゃんの手が熱くなるのは眠くなったサイン」と言いますが、それは、手足の末端から熱を逃し、眠れるように体温を下げようとしているからなのです。

ちなみに、皮膚の動脈を支配する交感神経が抑制されると皮膚の血流が増加するので、酸素や栄養素の供給が増加してバリアー機能が高まるため、保湿度が高まったり、育毛や傷の治りが促進されたりします。

余談ですが、ミカンの白い筋の部分に多いビタミンP作用を持つヘスペリジンをラットに経口投与すると、褐色脂肪組織を支配する交感神経が興奮し、熱産生が促進されます。それと同時に、皮膚動脈を支配する交感神経は抑制され[25)]、皮膚が温かくなります。つまり、ミカンを食べるときには、白い筋の部分もいっしょに食べると、冷え性によいというわけです。

またこのことは、臓器・組織を支配する交感神経の興奮は必ずしもリンクしておらず、この例のように、体内外の環境変化に対応して、臓器・組織ごとに交感神経の反応が異なることがわかります。

【膵臓】

膵臓には交感神経と副交感神経の両者が投射しています。交感神経が抑制されて副交感神経が興奮すると、外分泌である膵臓の消化酵素が活発に十二指腸に放出されることによって消化機能が高まります。反対に、交感神経が興奮して副交感神経が抑制されると、消化液の外分泌が減少し、消化機能が抑制されます。

一方、膵臓の中にあるランゲルハンス島には、インスリンを分泌するβ細胞や、グルカゴンを分泌するα細胞があります。インスリンには血糖値を低下させ、グルカゴンには血糖値を上昇させる役割があります。

膵臓を支配する交感神経が興奮すると、β細胞からのインスリン分泌が抑制され、α細胞からのグルカゴン分泌が促進されます。これにより、血糖値は上昇します。

逆に、交感神経が抑制されて、副交感神経が興奮すると、インスリンの分泌が促進され、グルカゴンの分泌が抑制されます。これにより、血糖値は低下します。

【副腎】

副腎では、交感神経だけが髄質（副腎皮質に包まれた、副腎の内部）に投射しています。交感神経が興奮すると、副腎髄質からアドレナリンとノルアドレナリンの分泌が促進されます。逆に副腎を支配する交感神経が抑制されると、これらのホルモンの分泌が抑制されます。

一般に、ストレス刺激が高まると、副腎髄質からのアドレナリンとノルアドレナリンのホルモン分泌が高まり、これらの受容体を持つ臓器・組織では、交感神経が興奮したときと同様の効果を引き起こすことになります。

例えば、副腎髄質から分泌されたアドレナリンとノルアドレナリンが膵臓に働けば、血糖値が上がります。褐色脂肪組織に働けば、体温が上昇し、体温が上昇することによって活力や覚醒度がアップします。また、腎臓（121ページ参照）に働けば血圧を、肝臓（119ページ参照）に働けば血糖値を上昇させます。

つまり、副腎を支配する交感神経が興奮する起床時やストレス刺激が高まったときなどには、アドレナリンなどの分泌が促進され、これにより、覚醒度を高めたり、骨格筋の血流を増加させたり、筋力を高めるなどして活動に備えようとするのです。

逆にストレス刺激のない状態にあるときは、これらの活動が抑えられ、癒し状態になります。

【肝臓】

肝臓には交感神経と副交感神経の両者が投射しており、それらの活動は通常、相反的に変動します。そして、これら自律神経の活動変化によって肝臓に起こる生理機能の変化は、以下のように複数確認されています。

①血糖調節

肝臓に投射する交感神経が興奮すると、肝臓が貯蔵しているグリコーゲンを分解する酵素（グリコーゲン・ホスホリラーゼ）が活性化されて、グリコーゲンが分解され、グルコース（ブドウ糖）に変換されて、肝臓から血中に移行します。加えて、アミノ酸や乳酸などからグルコースを合成する働き（糖新生）が促進されることから、血糖値が上昇します。

反対に、肝臓を支配する交感神経が抑制され、副交感神経が興奮すると、グリコーゲン合成酵素が活性化されます。すると、血中由来のグルコースがグリコーゲンに変換されることにより、身体における貯蔵型の糖質であるグリコーゲンの合成が促進されます。合成されたグリコーゲンは肝臓に貯蔵されるので、血糖値は低下することになります。

②肝臓の再生

肝臓は、人の臓器の中ではとても高い再生能力を持っています。肝臓実質細胞が障害を受けたときや、肝臓切除手術を行ったあとでも、残された肝臓実質細胞が増殖し、機能を回復させるのです。

ところが、肝臓を支配する交感神経が興奮すると、肝臓の再生が抑制されるので、その結果、肝障害予防能力や肝臓の機能回復能力が低下します。ストレス刺激が肝臓の機能によくないと言われるのはこのためです。

一方、肝臓を支配する副交感神経が興奮すると肝臓の再生が促進されるので、肝障害予防能力や肝臓の機能回復能力が高まることになります。

③コレステロール合成

肝臓を支配する交感神経が興奮すると、コレステロール合成の最初の段階の酵素であるHMG-CoA還元酵素が活性化され、コレステロール合成が高まるので、高コレステロール血症を促進することになります。

一方、肝臓を支配する交感神経が抑制されて副交感神経が興奮すると、この酵素の活性が抑制され、コレステロール合成が低下します。これにより、抗高コレステロール血症効果が発揮されることになります。

【腎臓】

腎臓には、交感神経と副交感神経の両者が投射しますが、その機能調節に重要な役割を果たしているのは、主に交感神経です。

腎臓を支配する交感神経が促進されると、レニンというホルモン（酵素）が分泌されます。この酵素は、アンジオテンシノーゲンをアンジオテンシンⅠに変換します。そして、アンジオテンシンⅠはアンジオテンシン転換酵素によって、血圧上昇ホルモンのアンジオテンシンⅡに変換されます。これにより、血圧が上昇します。

一方、腎臓を支配する交感神経が抑制されると、レニンの分泌が減少し、血圧が低下します。

【胃腸】

胃腸などの消化管には交感神経と副交感神経の両者が投射し、それらの活動は、環境の変化に反応して相反的に変化します。

消化管を支配する交感神経が興奮すると、消化吸収機能の低下と、胃腸のぜん動の低下が起こり、やがて食欲が低下します。

一方、胃腸を支配する副交感神経が興奮すると、消化吸収機能と胃腸のぜん動が促進され、ただちに食欲が増進し、便通もよくなります。

【皮膚の動脈】

皮膚の動脈は、主に交感神経に支配されています。交感神経が興奮すると、アドレナリンのα受容体が刺激され、動脈血管が収縮して、皮膚への血流が低下します。これにより、皮膚の保湿、育毛、創傷治癒が抑制されることになります。

一方、交感神経が抑制されると、動脈血管が弛緩・拡張します。すると、皮膚の血流が増加し、酸素や栄養素の供給量が増え、皮膚のバリアー機能が高まります。

これにより、皮膚の保湿度が上昇したり、育毛、創傷治癒が促進されることになります。

【免疫組織（脾臓）】

ストレス刺激によって、ほとんどの免疫機能が抑制されます。

脾臓の機能は、主に交感神経によって支配されています。脾臓を支配する交感神経が興奮すると、脾臓のＮＫ（natural killer）リンパ球の活性が抑制されて、腫瘍細胞やウイルスに感染した細胞を殺傷する能力が低下します。

一方、脾臓を支配する交感神経が抑制されると、脾臓のＮＫ活性が高まり、腫瘍やウイルス感染に対する免疫反応が促進されることになります。

【骨格筋】

骨格筋は、主に交感神経によって調節されています。骨格筋にはアドレナリンの$\beta 2$受容体が存在します。

受容体というのは、身体の内外からの刺激や特定の物質の情報を受け取る蛋白質のことですが、骨格筋の交感神経が興奮すると、ノルアドレナリンがこのβ2受容体に働くことになります。

すると、骨格筋の動脈が弛緩・拡張して血流が増加し、骨格筋への酸素や栄養素の供給が高まり、骨格筋の疲労回復が促進されたり、筋肉量が増加します。

また最近では、骨格筋を支配する交感神経は、神経‐筋接合部に投射していることが明らかになっており、この交感神経が興奮すると、血流が増えるだけでなく、筋肉の力を高める効果が発揮されると考えられています。

ちなみに、β2受容体刺激剤を投与すると筋肉量が増えたり、筋肉の張力が高まることから、β2受容体刺激剤はドーピングの対象になっています。

【膀胱】

膀胱や尿道は、主に自分の意思では動かすことのできない平滑筋でできています。「主に」と書いたのは、尿道の一部を輪っか状に覆っている外尿道括約筋だけは意思により動かすことのできる横紋筋でできているからです。排尿をがまんできるのは、この外尿道括約筋が存在するためです。

膀胱と尿道は、交感神経と副交感神経の両者が投射し、それらの活動は、環境の変化に反応して相反的に変化します。

膀胱と尿道を支配する交感神経（下腹神経）が興奮すると、膀胱壁の排尿筋が弛緩し、尿道括約筋が収縮するので、尿は膀胱に閉じこめられます。これによって、尿が漏れ出ることを防ぎます。

一方、膀胱と尿道を支配する副交感神経（骨盤神経）が興奮すると、膀胱壁の排尿筋が収縮し、尿道括約筋が収縮するので、尿を出す準備が整います。

排便に関わる肛門括約筋も、膀胱や尿道と同様にコントロールされています。

——これら以外の臓器・組織にも、交感神経や副交感神経は投射しており、様々な機能を果たしています。

交感神経と副交感神経の指令の伝達経路

同じ自律神経でも、交感神経と副交感神経は、指令を伝達する経路が異なります。交感神経は、大脳の視床下部から脳幹の神経核（神経細胞《ニューロン》のかたまり）を経由して脊髄を下行し、脊髄の各部位から脊髄外に出ていきます。その後、近くの神経節と呼ばれる部位に投射し、ここから各臓器・組織に投射します。

一方副交感神経は、脳神経から発し、ほとんどは延髄から出て身体の各臓器・組織の手前にある神経節を経て臓器・組織に投射しますが、一部は脊髄を下行して、仙髄から出て下部腸管や生殖系や泌尿器系の臓器・組織に投射します。

次のページに臓器・組織に対する交感神経と副交感神経の効果を一覧にしました。

臓器・組織に対する交感神経と副交感神経の効果

臓器・組織	交感神経効果	副交感神経効果
眼球(虹彩)	瞳孔散大筋促進、瞳孔散大	瞳孔収縮筋促進、瞳孔収縮
眼球(毛様筋)	弱く抑止し、遠いものを視るためにレンズを平らにする	促進し、近いものを視るためにレンズを膨らます
鼻腔、涙腺、胃、膵臓の腺	分泌を抑制し、腺への血管を収縮させる	分泌促進
唾液腺	濃厚で粘性の高い唾液分泌を促進	水様性の唾液分泌促進
汗腺	大量の発汗を促進（コリン性支配）	効果なし（神経支配なし）
副腎髄質	アドレナリンとノルアドレナリン分泌促進	効果なし（神経支配なし）
毛包に付着する立毛筋	接触促進（立毛と鳥肌形成）	効果なし（神経支配なし）
心筋	心拍促進、心拍力増強	心拍抑制、心拍力抑制
心臓の冠状動脈	血管拡張(副腎髄質からのアドレナリンも同様の効果を引き起こす)	弱く拡張させる
膀胱／尿道	壁の平滑筋（排尿筋）弛緩、括約筋収縮；排尿抑制	壁の平滑筋（排尿筋）収縮；括約筋弛緩；排尿促進
肺	細気管支弛緩（副腎髄質由来のアドレナリンも同様の効果を引き起こす）	細気管支収縮
消化管	消化器系の腺と筋肉の活動抑制と括約筋（例えば肛門の）収縮	消化管臓器の運動（蠕動）と分泌を促進；食物の消化管内での移動の為の絞扼筋抑制
肝臓	グリコーゲン分解（グルコース産生）促進：肝臓再生抑制、肝機能障害防止能抑制；コレステロール合成促進	（グルコースを使い）グリコーゲン合成促進；肝臓再生促進、肝障害防止能促進；コレルテロール合成抑制
胆嚢	抑制（胆嚢弛緩）	促進（胆嚢収縮により胆汁排出促進）
腎臓	血管収縮；尿排泄減少；レニン分泌促進	効果なし（神経支配なし）
脾臓	NKリンパ球活性抑制	効果なし（神経支配なし）[1]
陰茎／膣・陰核	射精を誘引／膣の収縮；粘液分泌促進	陰茎の勃起（血管弛緩）／陰核の勃起（血管弛緩）
血管	ほとんどの血管収縮、血圧上昇;必要なときに内臓と皮膚の血管を収縮させて筋肉、心臓へ血液を送る;ノルアドレナリンは必要なときにほとんどの血管を収縮させる;アドレナリンは運動のときは骨格筋の血管を拡張させる。	
血液凝固	凝固促進（副腎髄質からのアドレナリンも同様効果）	効果なし（神経支配なし）
細胞のメタボリズム	基礎代謝率促進（副腎髄質からのアドレナリンも同様効果）	効果なし（神経支配なし）
白色脂肪組織	脂肪分解促進	効果なし（神経支配なし）
褐色脂肪組織	熱産生促進	効果なし（神経支配なし）

精油の香り刺激と自律神経

自律神経（交感神経と副交感神経）についての難しい話が続きましたが、これは、精油の効果を科学的に解き明かすのに不可欠な部分です。ここをわかっておくと、このあとお話しする精油の効果の科学的な検証について、ぐっと理解が深まるはずです。

一例として、精油の香りによる匂い刺激が「高血圧」「糖尿病」「認知症」に対する効果を、自律神経との関係から説明しましょう。

①血圧

１２１ページで述べましたが、私たちヒトを含む健康な動物は、腎臓を支配する交感神経が興奮すると、レニンという酵素が血中に放出されます。この酵素は、アンジオテンシノーゲンをアンジオテンシンⅠに変換し、アンジオテンシンⅠはアンジオテンシン転換酵素によって血圧上昇ホルモンのアンジオテンシンⅡに変換されます。これにより、血圧が上昇します。

したがって、腎臓を支配する交感神経活動が、精油によってどのように変化するのかを調べれば、その精油の血圧に対する効果がわかります。

このようにして調べたところ、グレープフルーツ精油の香りによる匂い刺激には、腎臓交感神経活動を促進し血圧を上昇させる効果があり、逆に真正ラベンダー精油の香りによる匂い刺激には、腎臓交感神経活動を抑制し血圧を低下させる効果があることがわかりました。

筆者Nは、ヒトでの真正ラベンダー精油を中心とする精油混合液（ラットではこの混合液の香りによる匂い刺激は腎臓交感神経を抑制します）を寝る前にタオルに染み込ませて鼻に近い部位に置いたところ、翌朝、血圧が低下していた症例にも遭遇しました。

②糖尿病

筆者らは、動物（ラット）を5℃の寒冷環境に置くと、肝臓でアミノ酸や乳酸からブドウ糖を合成する酵素（糖新生酵素）の活性が高まること、そして、寒冷環境下でのこの酵素の活性上昇には交感神経が関与することを明らかにしました。

そこで自律神経による代謝調節の研究を開始したところ、24℃の室温に置いたラットの肝臓のブドウ糖合成酵素（糖新生酵素）の活性に概日リズムが認められました。これを機に、概日リズムを作りだす体内時計の性質とメカニズムに関する検討を開始しました。

その結果、身体内外の環境変化による自律神経活動と、それに伴う様々な生理機能変化には、体内時計であるSCN（視交叉上核：98ページ参照）が関与していることを示す事実に遭遇しました。

一方、自律神経による代謝調節について研究する中で、グレープフルーツと真正ラベンダー精油の香りによる匂い刺激が、動物（ラット）の自律神経活動と生理機能に相反的な影響を与えることを示す結果を得ました。

すなわち膵臓について言えば、これを支配する交感神経は、グレープフルーツ精油の香り刺激によって興奮し、真正ラベンダー精油の香り刺激によって抑制されたのです。

117ページで述べたように、膵臓交感神経が興奮すると、インスリン（ランゲルハンス島のβ細胞から分泌される血糖低下ホルモン）の分泌が抑制され、同時に、グルカゴン（ランゲルハンス島のα細胞から分泌される血糖上昇ホルモン）の分泌が促進されます。その結果、血糖値は上昇します。

これに対し、膵臓交感神経が抑制されると、インスリンの分泌が促進され、グルカゴンの分泌が抑制され、血糖値は低下します。

つまり、グレープフルーツ精油の香り刺激は血糖値を高め、真正ラベンダー精油の香り刺激は血糖値を低下させることになります[4]。

このことから、真正ラベンダー精油の香り刺激は糖尿病によい効果を与えると、考えることができます。

実際、糖尿病患者に、真正ラベンダー精油を中心とする精油混合液からなるアロマスプレーを、就寝前に鼻に噴霧したところ、糖尿病の指標となるHbA1Cの値が正常値に低下したという事実も認められています。。

③認知症

鳥取大学医学部の浦上克哉教授は、軽度の認知症の患者に、昼は活力を高める精油の混合液の香り刺激を与え、夜間は癒し効果を高める精油の混合液の香り刺激を与えることによって、認知症の改善が認められたことを報告されています。

認知症、特にアルツハイマー病の患者では、体内時計であるSCNのニューロン数が正常の40％ほどにまで減少しており、体内時計の機能が著しく乱れていることが知られています。そのため、昼夜の活動リズムに障害が現れることが少なくありません。浦上教授の試みは、アロマ精油の香り刺激という外的要因によって、体内時計が形成する正常なリズムを作りだそうというものです。

アルツハイマー病の患者では、アミロイドβ（脳内で作られるたんぱく質の一種）の蓄積が起こり、それから10年後くらいに発症すると考えられています。このアミロイドβを減少させるためには、眠ることによって脳内のニューロンの体積を減らして間質液（細胞と細胞の間に存在する液体）の容積を増やし、それを脳外に排出する機能の重要性も指摘されています。

したがって認知症初期の患者にとっては、夜間に睡眠をとることが重要となります。そのため、褐色脂肪組織を支配する交感神経の活動を低下させ、そこでの熱産生を減少させて体温を下げる効果のある真正ラベンダーの精油の香り刺激が有効であると考えられます。体温を低下させることで睡眠を誘発し、さらに、癒し効果によって睡眠時間を増加させようというわけです。

これらのことから、真正ラベンダーの精油の香り刺激は、認知症の予防や改善に効果が期待できる可能性があると考えられます。

グレープフルーツ精油と真正ラベンダー精油の熱産生に対する効果

グレープフルーツ精油の匂い刺激は熱産生を増やし体温を上昇させ、真正ラベンダー精油の匂い刺激は熱産生を減らし、体温を低下させる。

グレープフルーツ精油とリモネンによる香り刺激3時間後のラットの背中の体温に対する効果

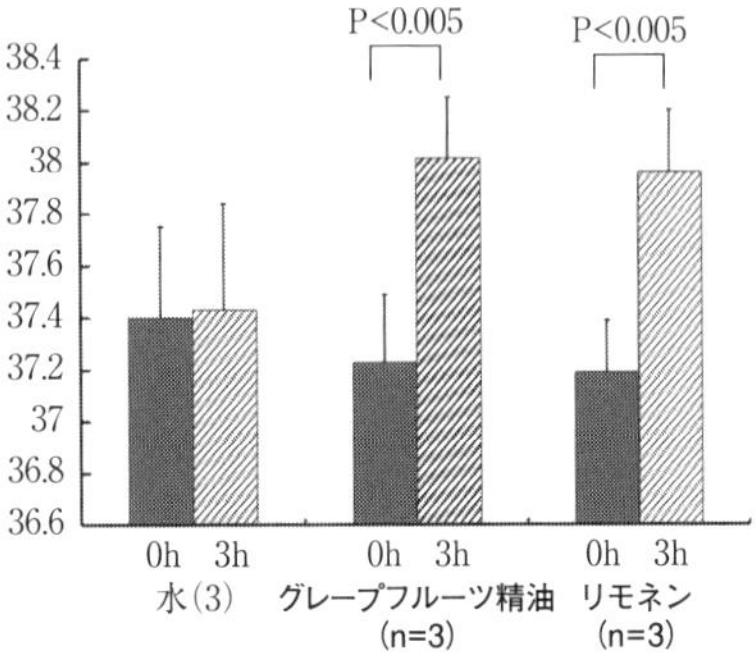

真正ラベンダー精油による体温低下効果(この効果は入眠促進効果となる)はそれぞれの成分のリモネンとリナロールによっても引き起こされる。

真正ラベンダー精油とリナロールの香り刺激効果
※対照は水の香り刺激効果

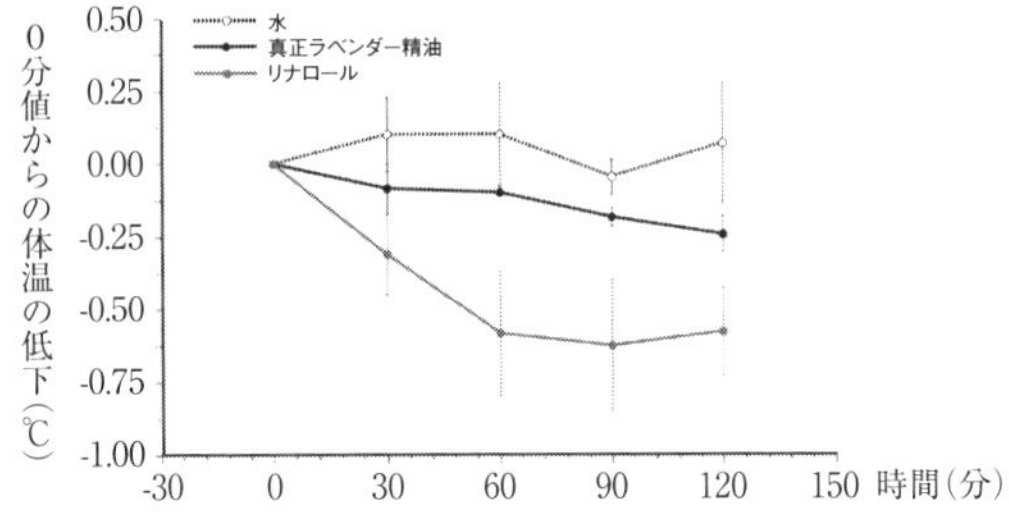

4

アロマ精油の効果を示す
科学的データ

ラットでの実験データ

新潟大学の名誉教授、新島旭先生が、「精油はよく効くよ！　いっしょに研究しないか？」と声をかけてくださったことが、筆者が本格的に精油の研究を始めるきっかけとなったことは、本書の冒頭でお話ししました。

もう少し詳しく言いますと、新島先生は、ラットを用いる動物実験で、グレープフルーツ精油と真正ラベンダー精油の香りによる匂い刺激が白色脂肪組織、褐色脂肪組織、副腎を支配する交感神経をそれぞれ促進および抑制すること、胃を支配する副交感神経（＝迷走神経）を抑制および促進することを教えてくださいました。

138～139ページの図は、そのときに新島先生からいただいた「グレープフルーツ精油と真正ラベンダー精油の香り刺激の効果」を示したものです。

この図と111ページの表を合わせて見ると、以下のことが予想されました。

・グレープフルーツ精油の香りによる匂い刺激は「脂肪分解促進」「熱産生促進（体

温上昇）」「血糖と血圧の上昇」「食欲減退」を引き起こす。・真正ラベンダー精油の香りによる匂い刺激は「脂肪分解抑制（脂肪蓄積）」「熱産生抑制（体温低下と誘眠効果）」「血糖と血圧の低下」「食欲増加」を引き起こす。

実際筆者らは、これらのことをラットを用いて検討し、グレープフルーツ精油の香りによる匂い刺激は脂肪分解（白色脂肪に蓄積する中性脂肪の、脂肪酸とグリセリンへの分解）を促進し[2]、体温[3]と、血糖[4]、血圧[5]を上昇させて、潜伏期間のあとに食欲を抑制する[2]こと、さらに、骨格筋を支配する交感神経を抑制し、筋肉の血流を低下させること[6]を示す結果を得ました。

これに対して、真正ラベンダー精油の香りによる匂い刺激は脂肪分解（白色脂肪に蓄積する中性脂肪の、脂肪酸とグリセリンへの分解）を抑制して中性脂肪の蓄積を高め[7]、体温を低下させ[3]、血糖[4]と血圧[8]を下降させて、食欲を促進する[7]こと、さらに、骨格筋を支配する交感神経を促進して、筋肉の血流を上昇させることを示す結果を得ました[6]。

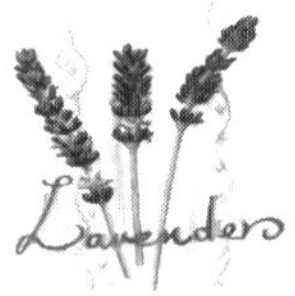

真正ラベンダー精油

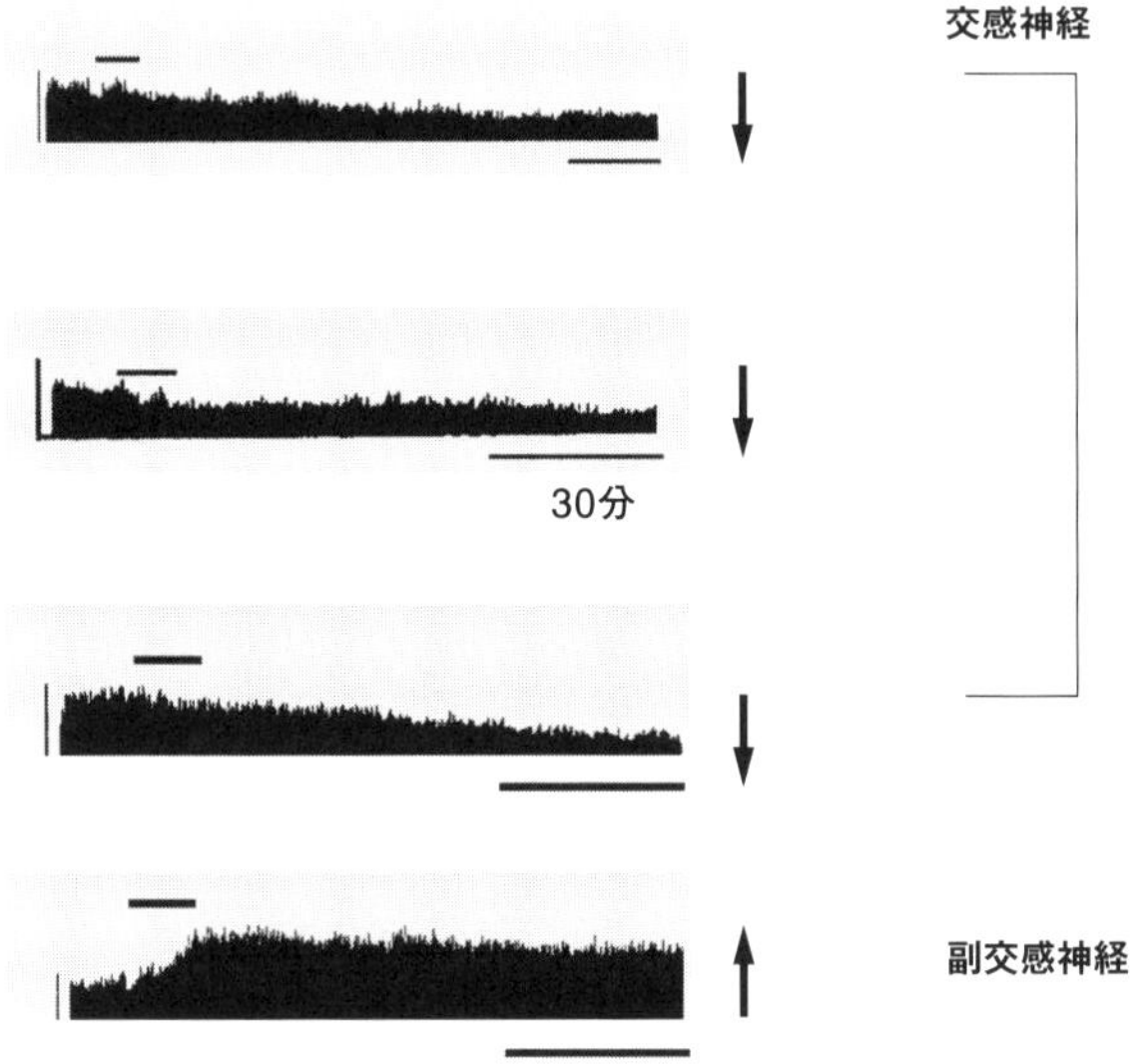

縦のスケール：神経活動 100 発・５秒、横のスケール 30 分

Lavender

グレープフルーツ精油と真正ラベンダー精油による匂い刺激効果

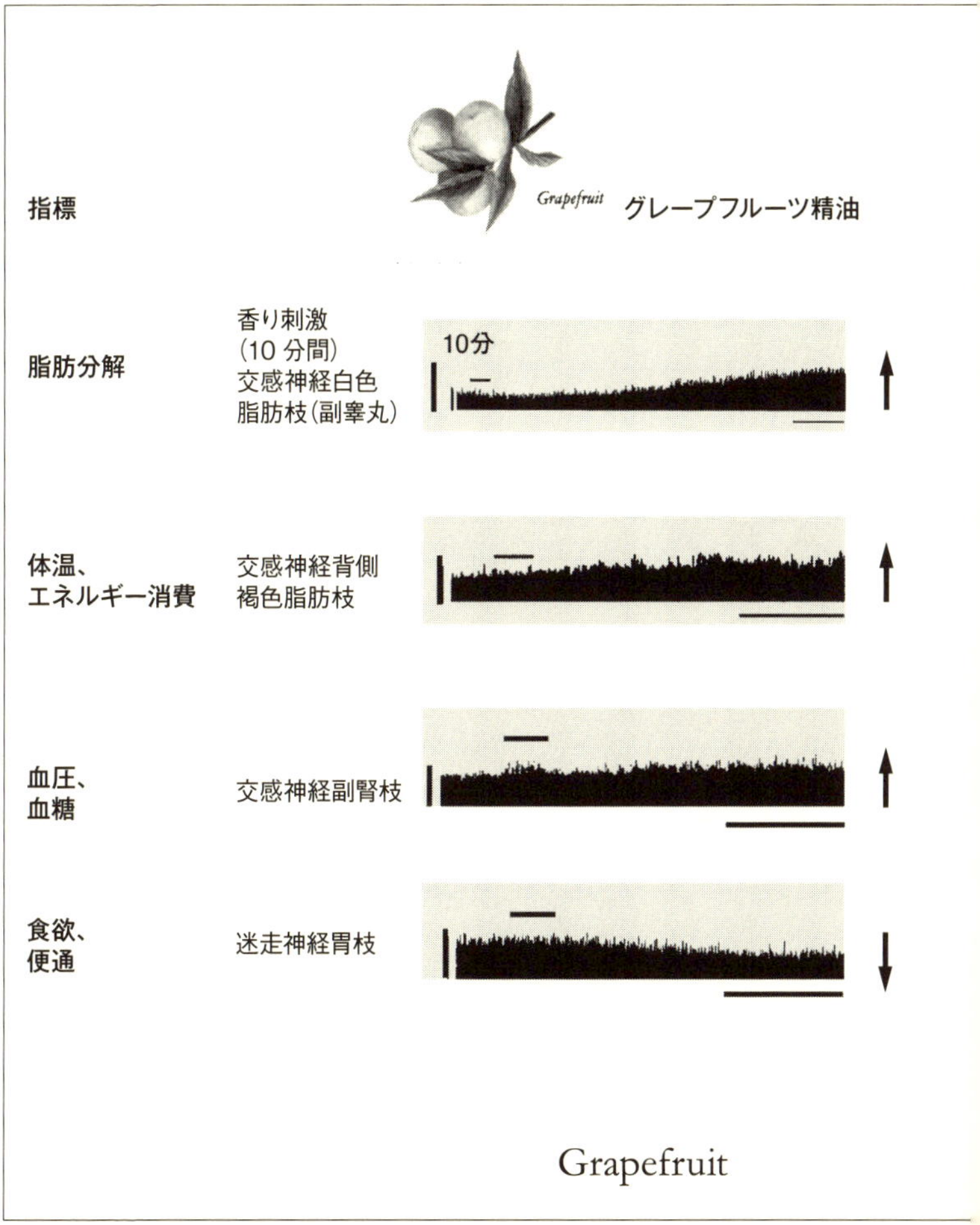

また上記の実験の中で、使用するラットの匂い受容体が存在する鼻粘膜に局所麻酔剤を投与したり、硫酸亜鉛溶液処理をすることによって匂い受容体を一時的に変性させることで、これらの効果は消失しました（141ページ、142〜143ページ参照）。

このことから、グレープフルーツ精油と真正ラベンダー精油の香りによる匂い刺激による様々な作用は、鼻粘膜に存在する「匂い受容体」が関与して発揮されるということ、さらに、これらの作用は間違いなく「精油の香りによる匂い刺激によるもの」だということが明らかになりました[1)]。

硫酸亜鉛処理による無臭症ラットでのグレープフルーツ精油とその主要成分であるリモネンによる腎臓交感神経促進効果と昇圧効果の消失

硫酸亜鉛処理による無臭症ラット（$ZnSO_4$）ではグレープフルーツ精油（GF）とリモネン（Limonene）の香りによる匂い刺激が引き起こす腎臓交感神経活動促進効果と昇圧効果（血圧の上昇効果）が消失している。Waterは対照水処理ラットを示す。匂い刺激時間は10分間。カッコ内のn=5などは使用した動物数を示す。

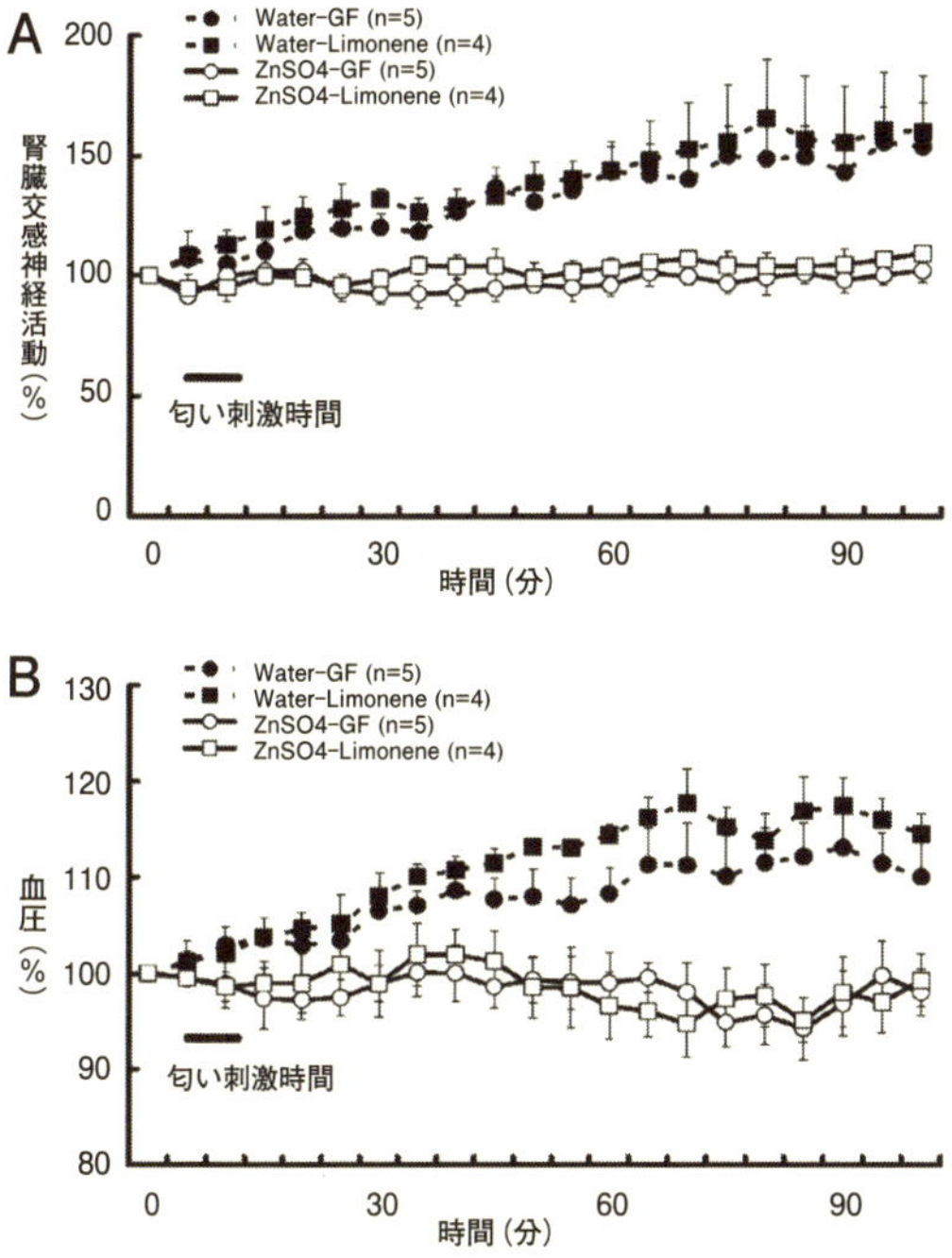

よる匂い刺激効果〔下段に示す硫酸亜鉛処理無臭症ラット(ZnSO4)では反応が消失した〕。脂肪
対照動物は水処理動物。カッコ内の数字は使用した動物数。

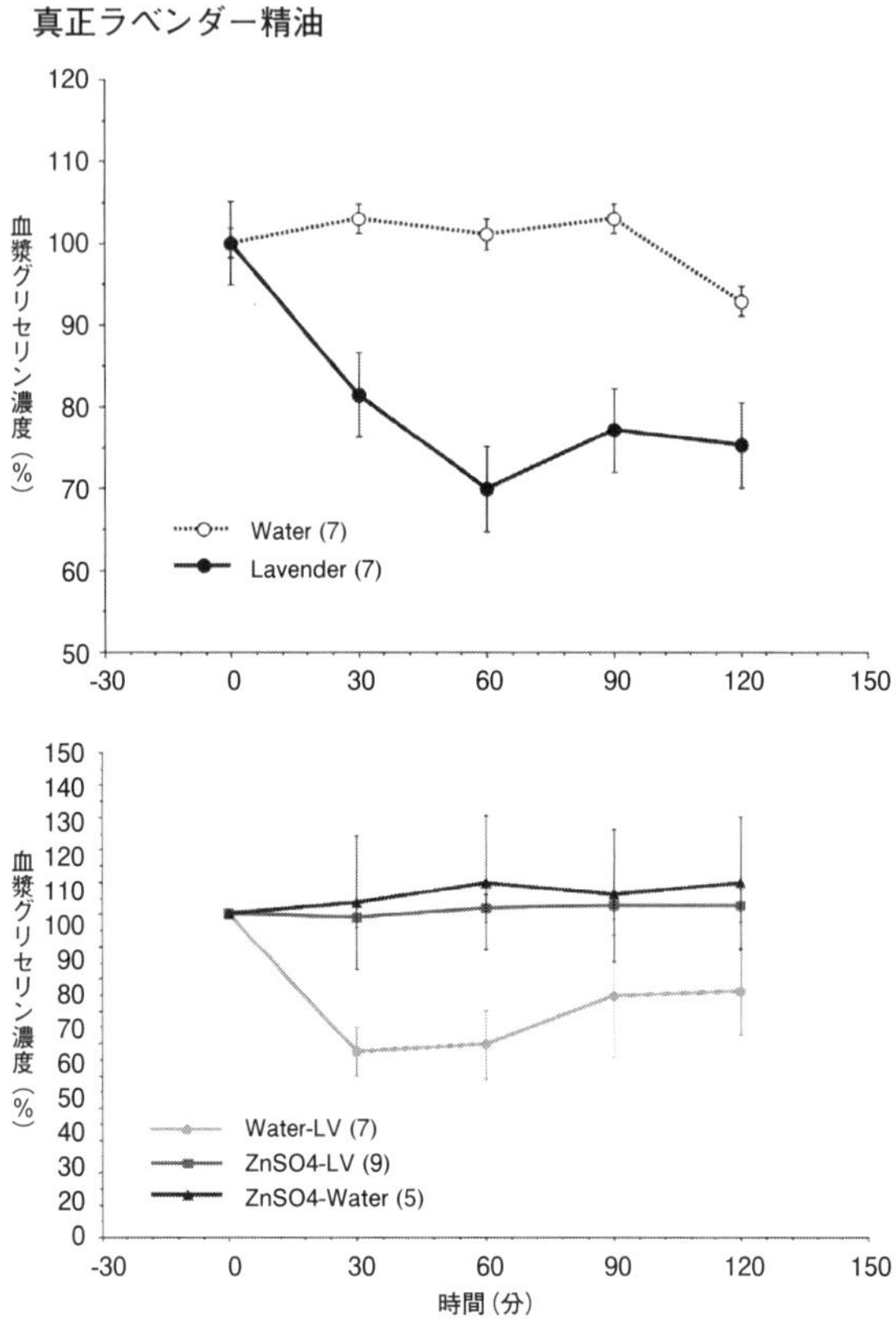

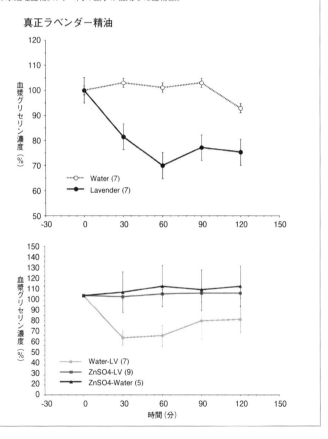

血漿グリセリン濃度に対するグレープフルーツ精油と真正ラベンダー（下段に示す無臭症ラットでは反応が消失した）

血漿グリセリン濃度に対するグレープフルーツ精油（GF）と真正ラベンダー精油（LV）の香りに
分解により中性脂肪は脂肪酸とグリセリンに分解されるので血漿グリセリン濃度を測定した。

グレープフルーツ精油

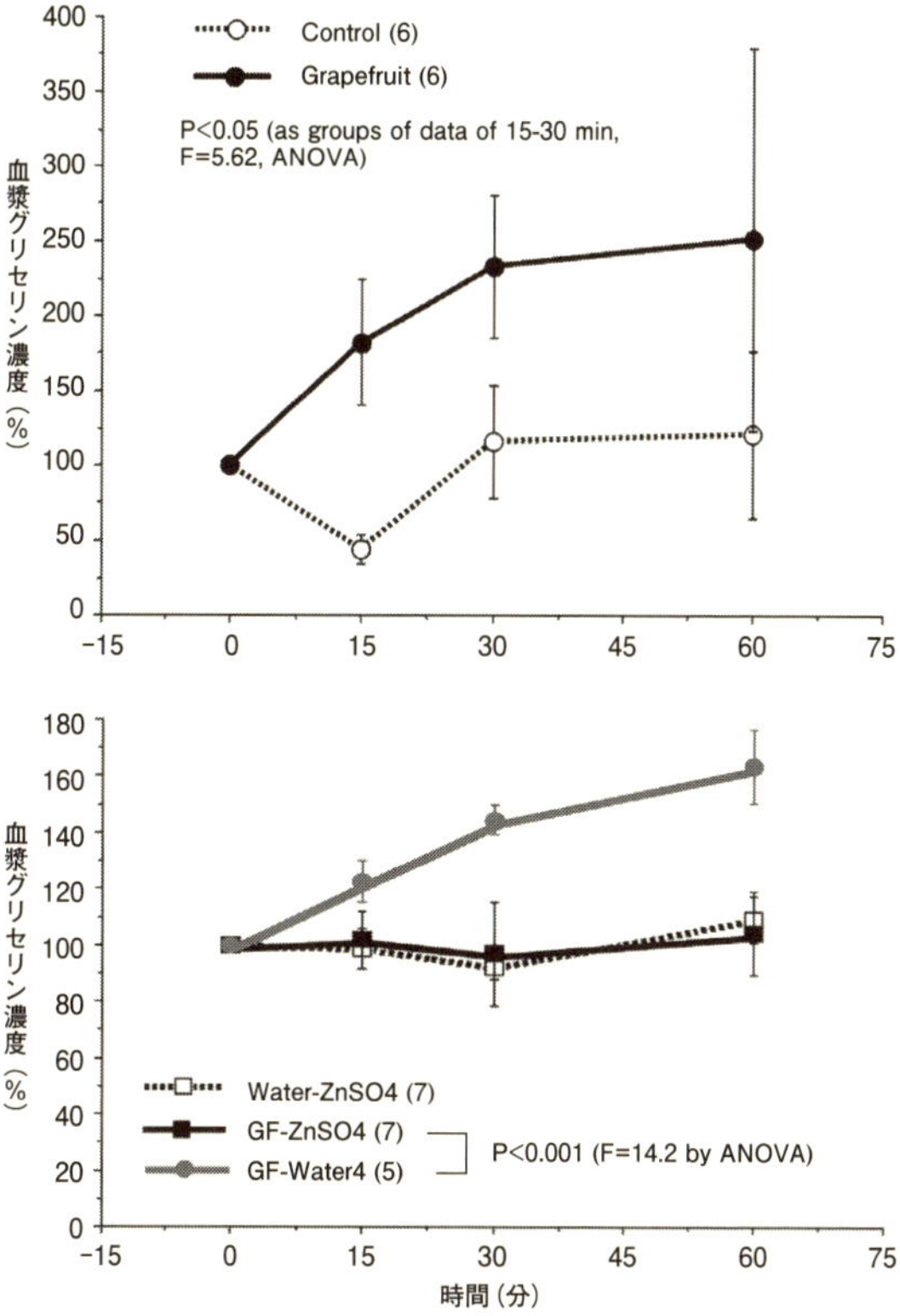

体内時計の関与

ところで、筆者らは、体内時計が存在する脳の視床下部に位置する視交叉上核（SCN：hypothalamic suprachiasmatic nucleus）に自律神経を制御するニューロンが存在することを示す結果を得ています。

すでに述べたように自律神経による代謝調節と体内時計の研究も行ってきましたが、その研究で、SCNを電気破壊するとラットの摂食行動の概日リズムを消失させることを初めて報告しました[20]。

その他、睡眠―覚醒、活動や、糖質コルチコイドの血中濃度などの概日リズムが、SCN破壊で消失することが明らかになっています。

さらに筆者らは、糖代謝調節機構を究明するために、2DG（2-deoxy-D-glucose）というブドウ糖（グルコース）の利用阻害剤を、ラットやイヌの脳内に注入するという実験を行いました。すると脳は一時低血糖（糖欠乏）状態となりましたが、必須のエネルギーとしてグルコースを必要とする脳は、血糖を高めることでこの危機を克服することがわかりました。

ラットやイヌの脳内に2DGを投与すると、インスリン（血糖を低下させるホルモン）の血中濃度が低くなり、グルカゴン（血糖を上昇させるホルモン）の血中濃度が上昇することで、血糖値が上がるという仕組みです（高血糖反応）。

さらに、この2DGによるラットでの高血糖反応には概日リズムがあり、この反応は夜間（夜行性のラットにでは活動期）に低く、昼間（ラットでは休息期）に高くなることが確認されました。

そこで、この2DGによる高血糖反応の概日リズムがSCN破壊によって消失すると、血糖値はどうなるか検討したところ、2DGによる高血糖反応自体が消失していることが明らかになったのです[12]。

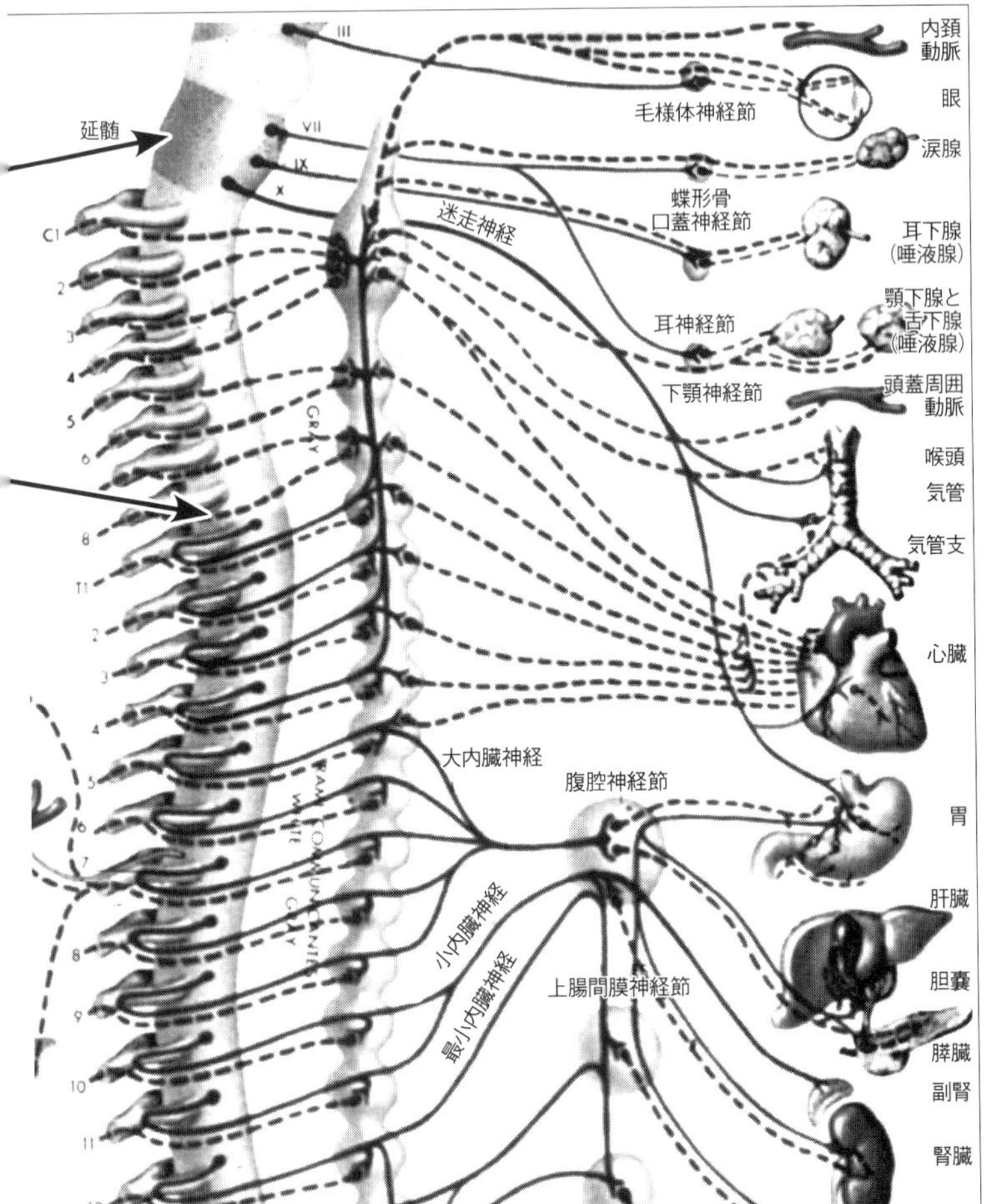
延髄
III
VII
IX
X
C1
2
3
4
5
6
8
T1
2
3
4
5
6
7
8
9
10
11
12
GRAY
RAMI COMMUNICANTES
WHITE
GRAY
迷走神経
毛様体神経節
蝶形骨
口蓋神経節
耳神経節
下顎神経節
大内臓神経
腹腔神経節
小内臓神経
最小内臓神経
上腸間膜神経節
内頸
動脈
眼
涙腺
耳下腺
(唾液腺)
顎下腺と
舌下腺
(唾液腺)
頭蓋周囲
動脈
喉頭
気管
気管支
心臓
胃
肝臓
胆嚢
膵臓
副腎
腎臓

体内時計と自律神経系

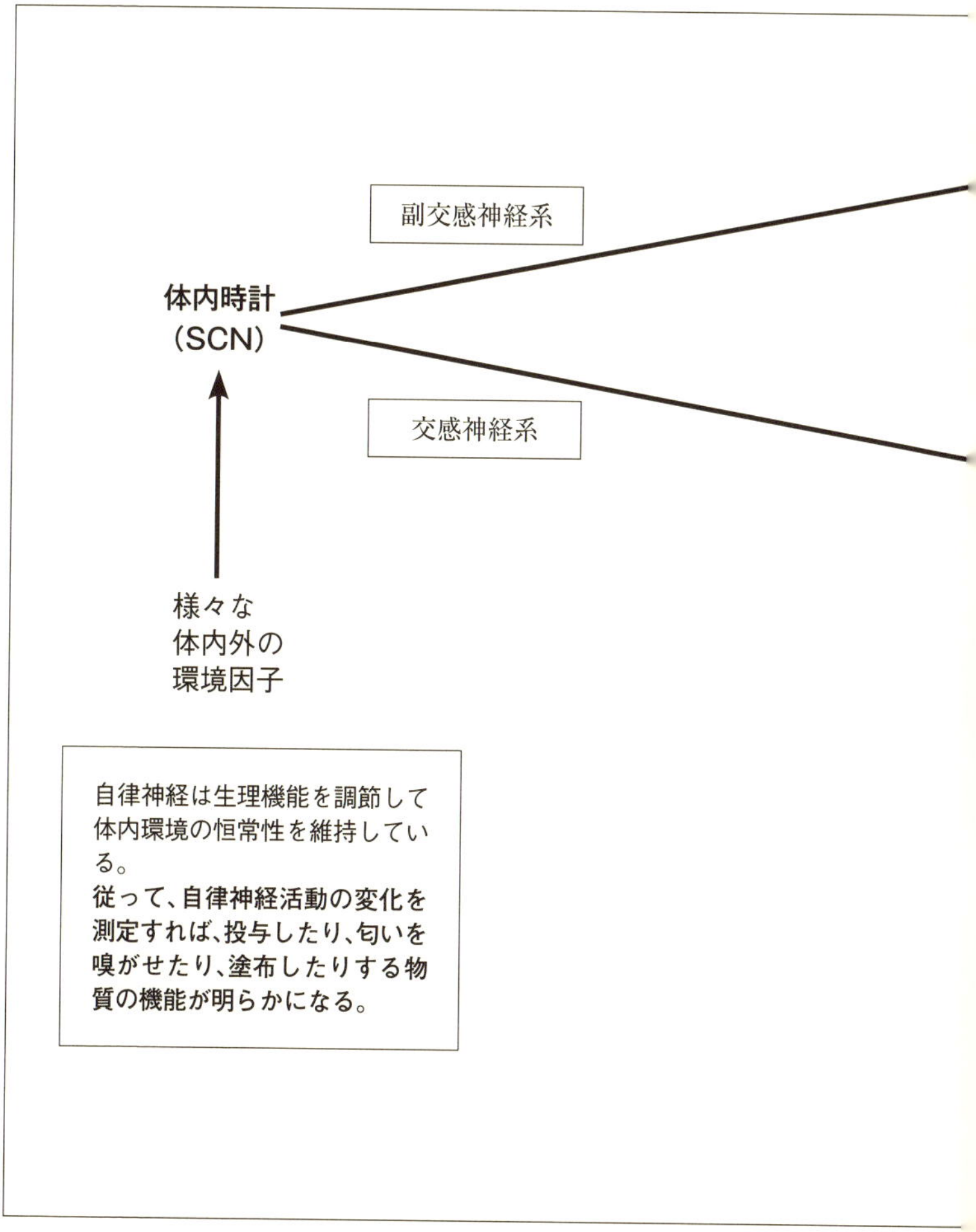
副交感神経系
体内時計
(SCN)
交感神経系
様々な
体内外の
環境因子
自律神経は生理機能を調節して体内環境の恒常性を維持している。
従って、自律神経活動の変化を測定すれば、投与したり、匂いを嗅がせたり、塗布したりする物質の機能が明らかになる。

体内時計を壊すと精油の効果は消失する

ＳＣＮの電気破壊によって、本来起こるべき高血糖反応が消失することがわかりましたが、では、グレープフルーツ精油と真正ラベンダー精油の香りによる匂い刺激の効果はどのように変化するのでしょうか。

これについても、ラットを用いた実験で、以下のことがわかっています（１５０〜１５６ページ参照）。

ＳＣＮの電気破壊によって……、

1）グレープフルーツ精油と真正ラベンダー精油の香り刺激による脂肪分解を、促進もしくは抑制する作用が消失する[9]。

2）グレープフルーツ精油と真正ラベンダー精油の香り刺激による腎臓交感神経活動、胃副交感神経活動と、血圧の変化が消失する[8,10]。

3）グレープフルーツ精油と真正ラベンダー精油の香り刺激による褐色脂肪交感神経活動と、体温の変化を消失させる[11]。

なお、グレープフルーツ精油と真正ラベンダー精油の香り刺激による効果は、ラットだけでなくマウスでも認められており、さらにマウスでも、ＳＣＮの電気破壊によって、精油の香りによる匂い刺激効果は消失することがわかっています[11]。

ちなみに、ラットはネズミ科クマネズミ属ドブネズミ種に属し、成熟体重はオスが３００～８００g、メスが２００～４００gです。

一方マウスはネズミ科ハツカネズミ属ハツカネズミ種に属し、成熟体重は18～40gです。

真正ラベンダー精油の刺激効果の比較

気破壊ラット(SCNL)では反応が消失している。対照破壊ラット(Sham)は電極を入れて通電

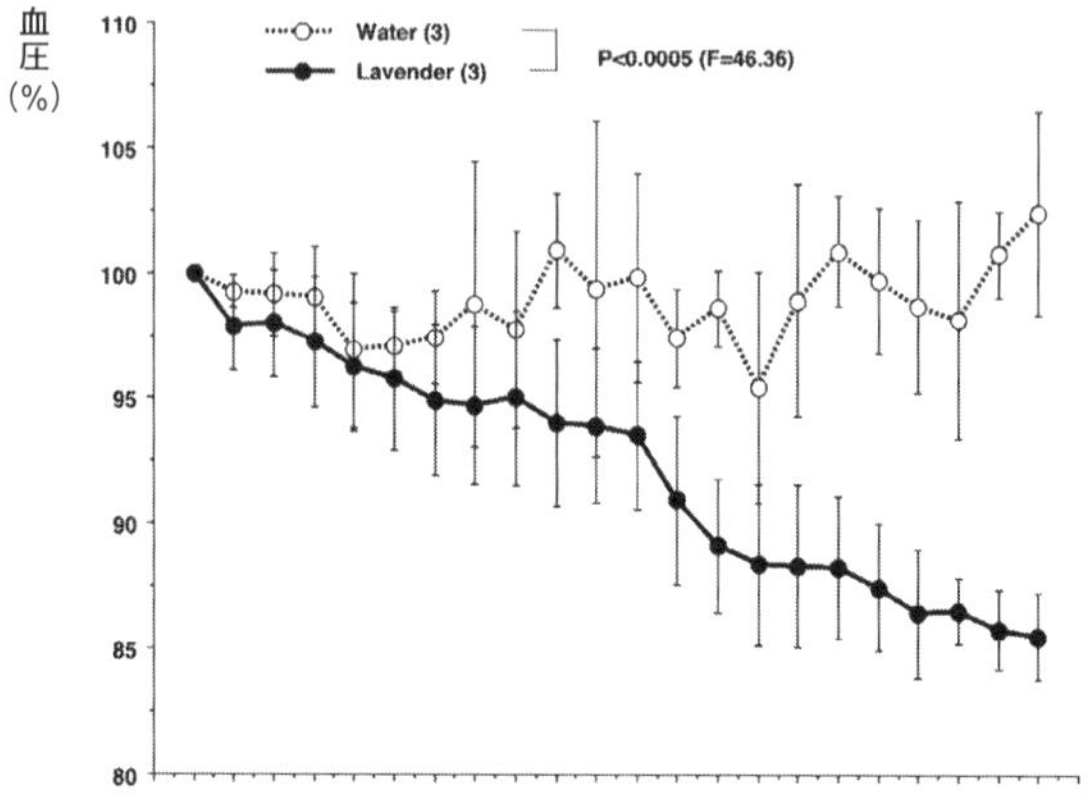

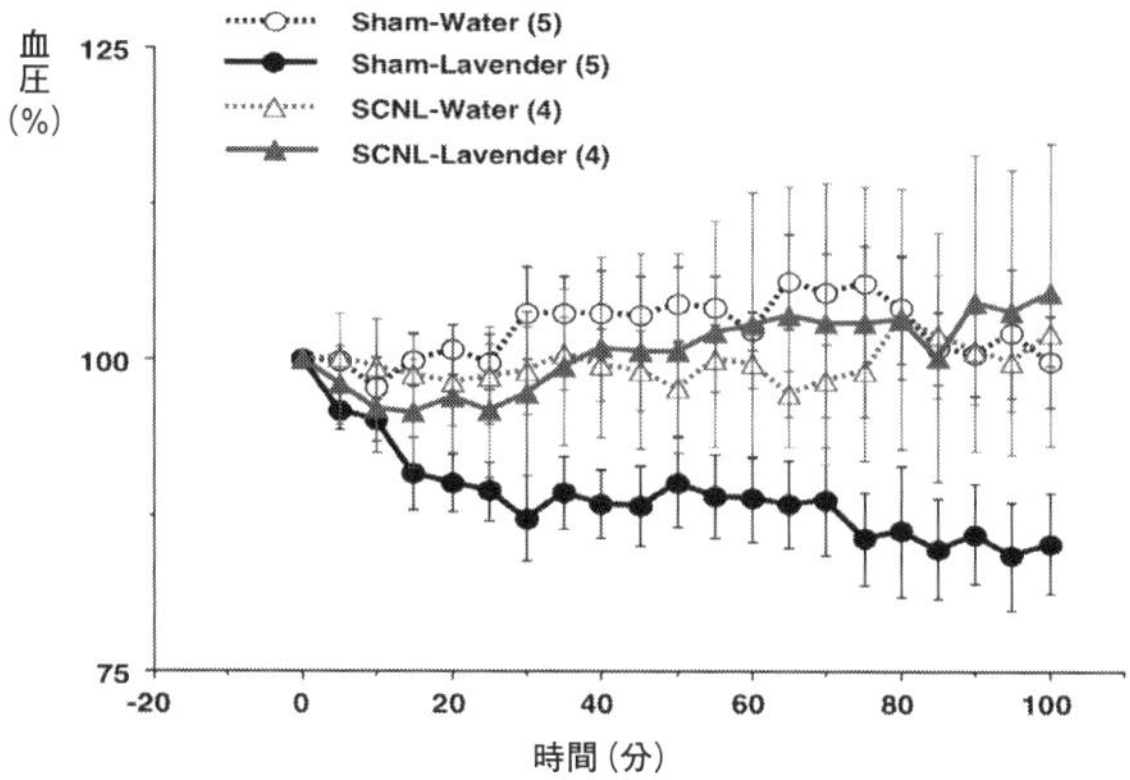

SCN破壊ラットと正常なラットの血圧に対するグレープフルーツ精油と

血圧に対するグレープフルーツ精油と真正ラベンダー精油匂い刺激効果。下段に示すSCN電
しなかった。対照動物では水の香りによる匂い刺激を行った。カッコ内は使用動物数を示す。

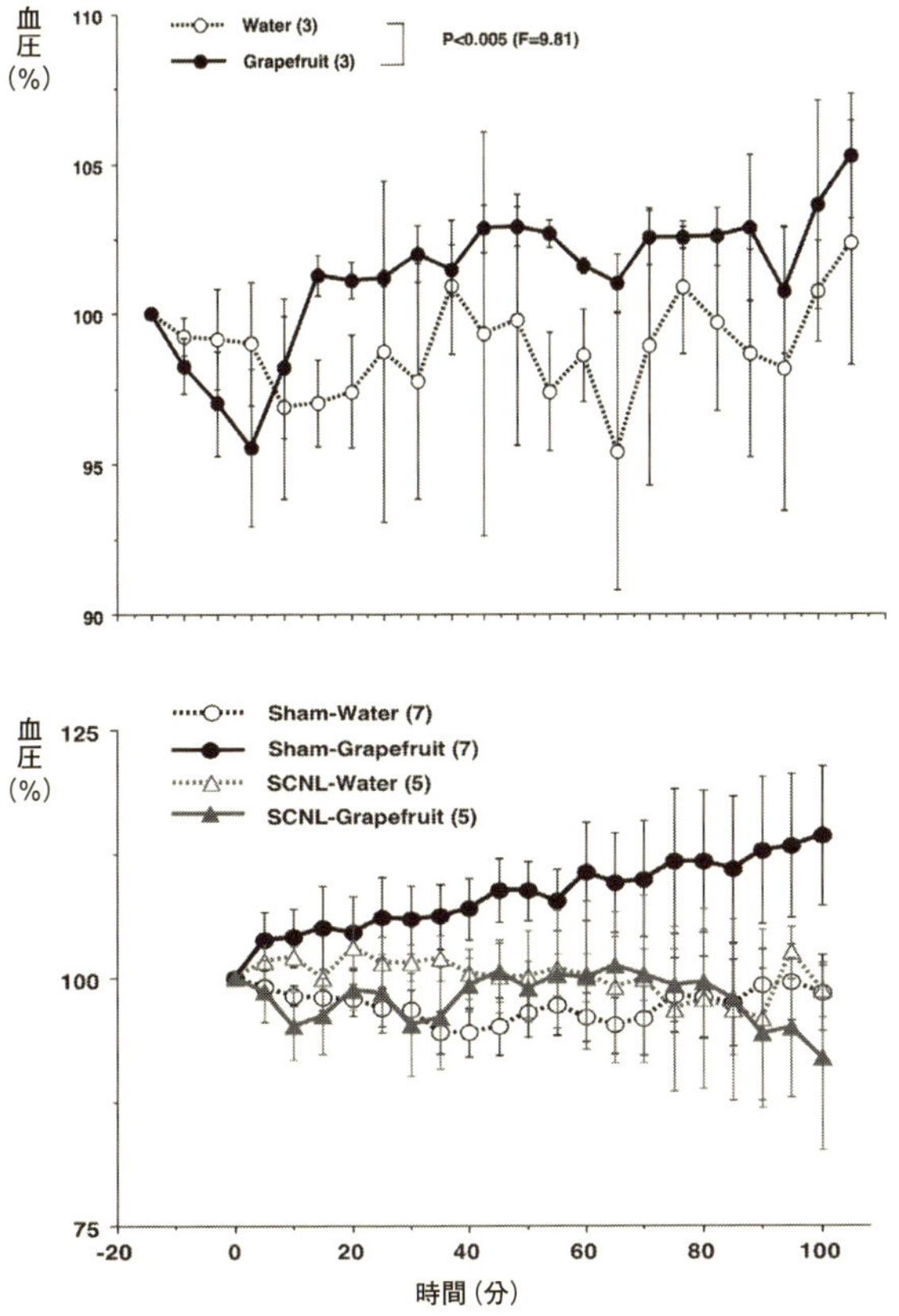

マウスの腎臓交感神経、胃副交感神経、血圧に対するグレープフルーツ

レープフルーツ精油(SGFO)と真正ラベンダー精油(SLVO)の香りによる10分間の匂い刺激の
DKOマウスとWildマウスの48時間の連続活動量(30分間毎の赤外線を横切る回数)をしめし、
では24時間周期の活動量のリズムが消失している。

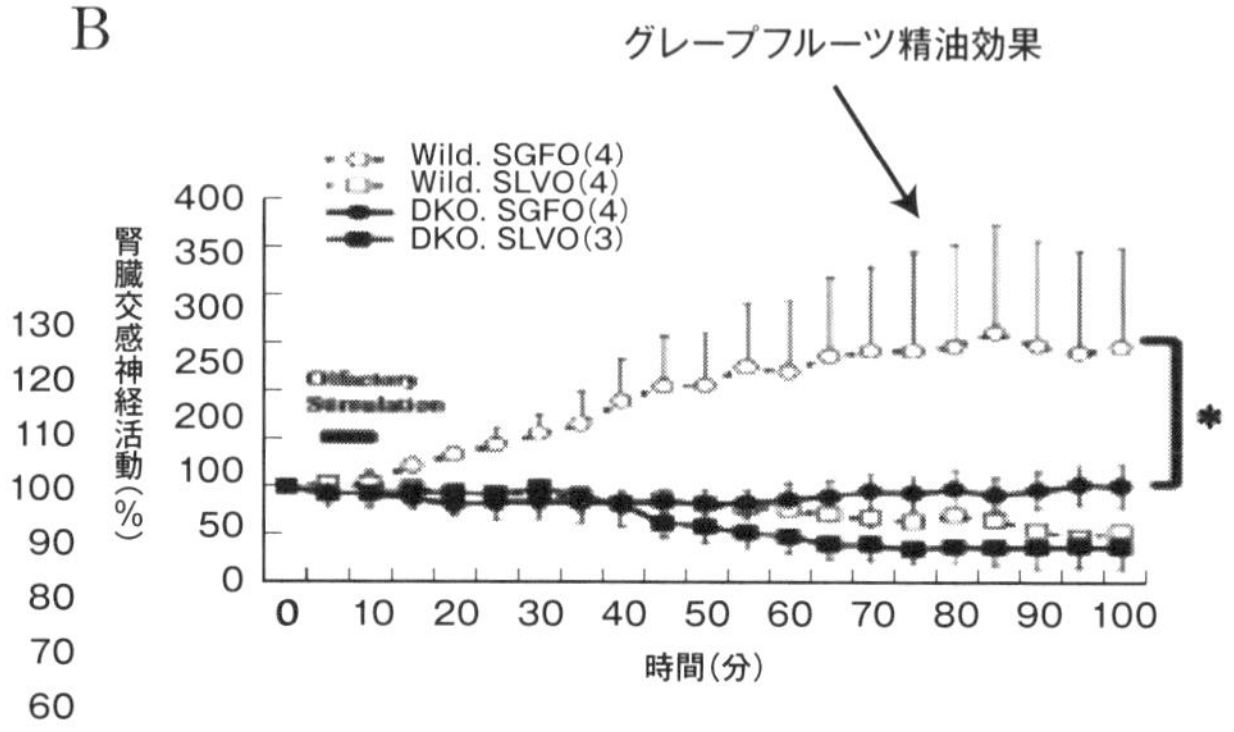

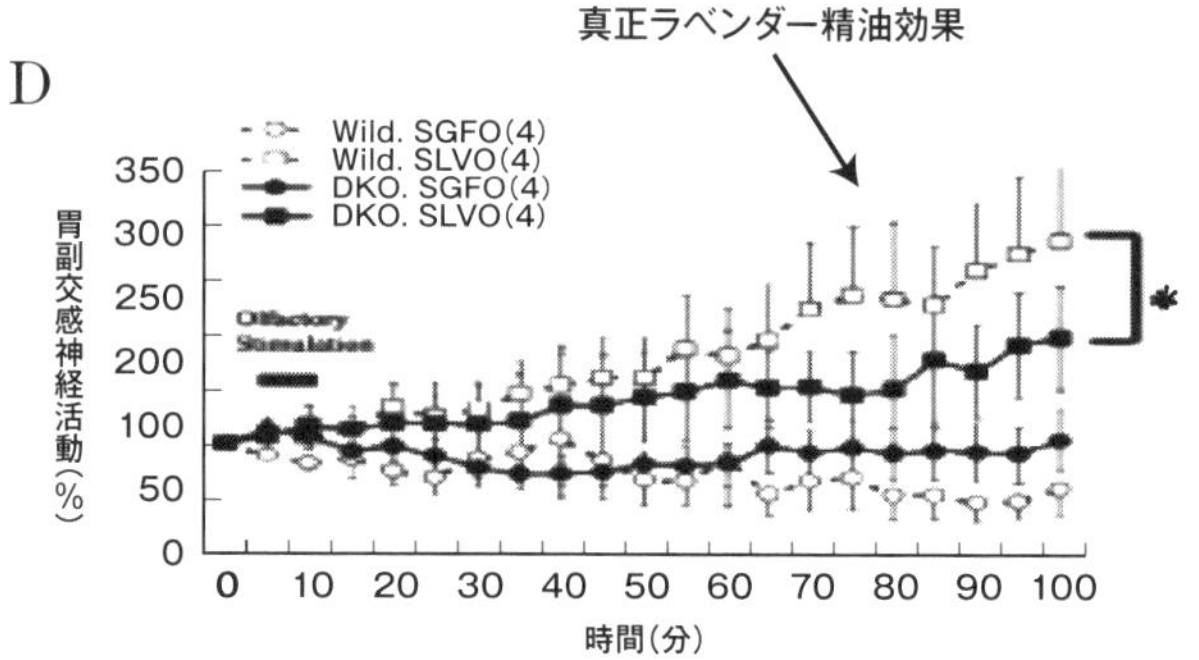

体内時計機能を壊すためにCry1とCry2の２つの時計遺伝子を破壊した精油と真正ラベンダー精油の影響

時計遺伝子破壊マウス（DKO）の腎臓交感神経活動、胃副交感神経活動および血圧に対するグ
影響。対照動物は遺伝子破壊を行わない野生マウス（Wild）を使用した。 Aは常暗条件下での
その右半分の24時間分の記録を一段下の前半の記録としてもう一度記載している。DKO動物

A

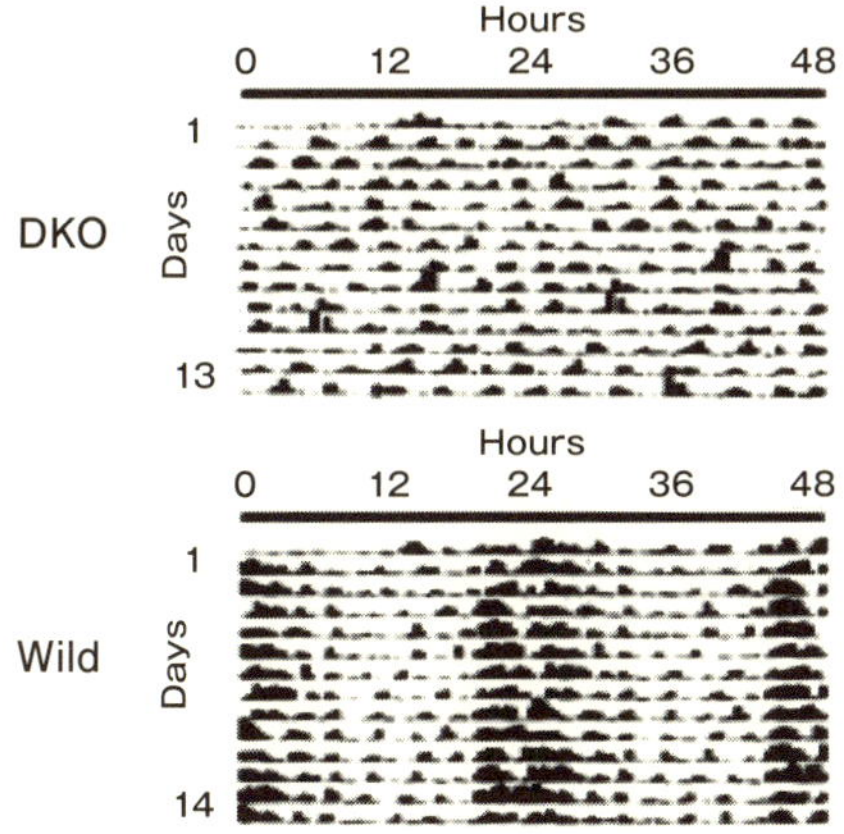

C

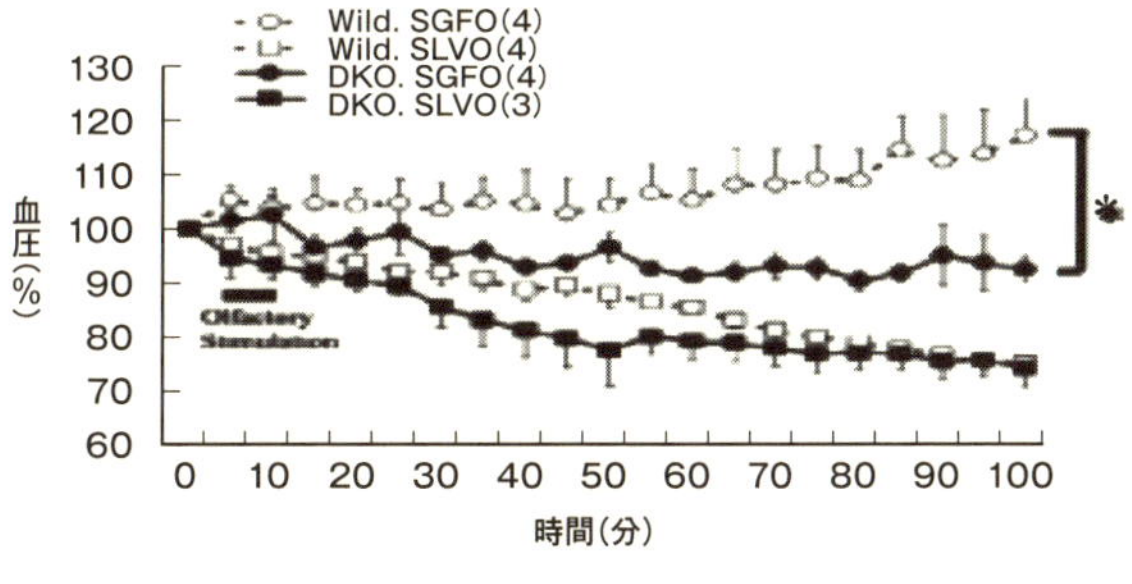

SCN破壊ラットでのグレープフルーツ精油とその主要成分であるリモネンによる香り刺激時の腎臓交感神経促進効果と昇圧効果の消失

SCN破壊ラット(SCN-Lesion)では体内時計である脳視床下部視交叉上核(SCN)のニューロンが電気破壊で消失している。対照SCN偽破壊ラット(SCN-Sham)では電極は挿入するが通電していないでSCNニューロンが存在している。グレープフルーツ精油刺激(GF)とリモネン(Limonene)の香り刺激による腎臓交感神経活動促進効果と血圧上昇効果はSCN破壊ラットでは消失している。

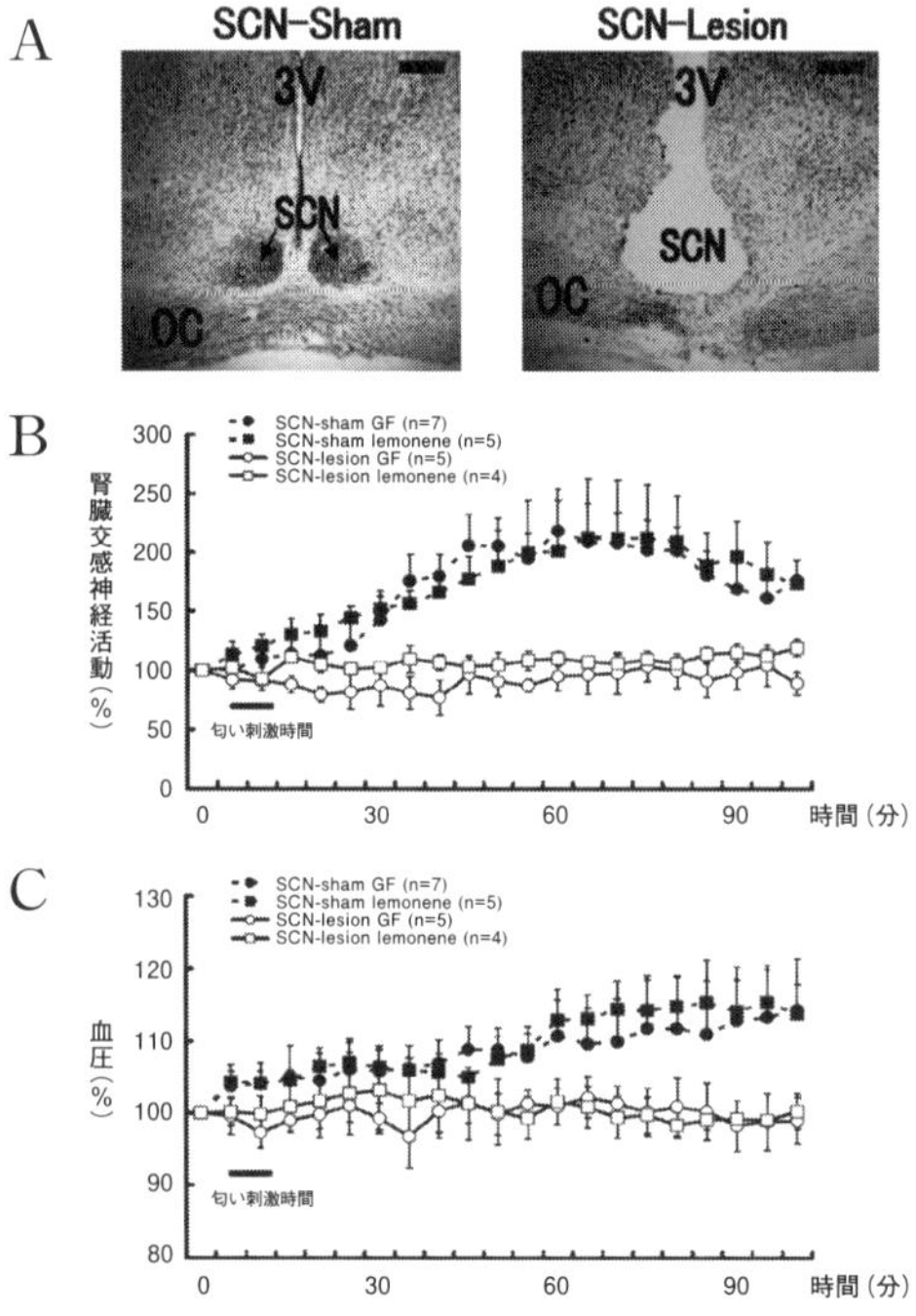

SCN破壊ラットのグレープフルーツ精油による脂肪分解反応の消失

対照動物(Sham)で認められるグレープフルーツ精油(GF)の香りによる匂い刺激が血漿グリセリン濃度を高める所謂脂肪分解促進反応がSCN破壊動物(SCN-lesioned)で消失する。

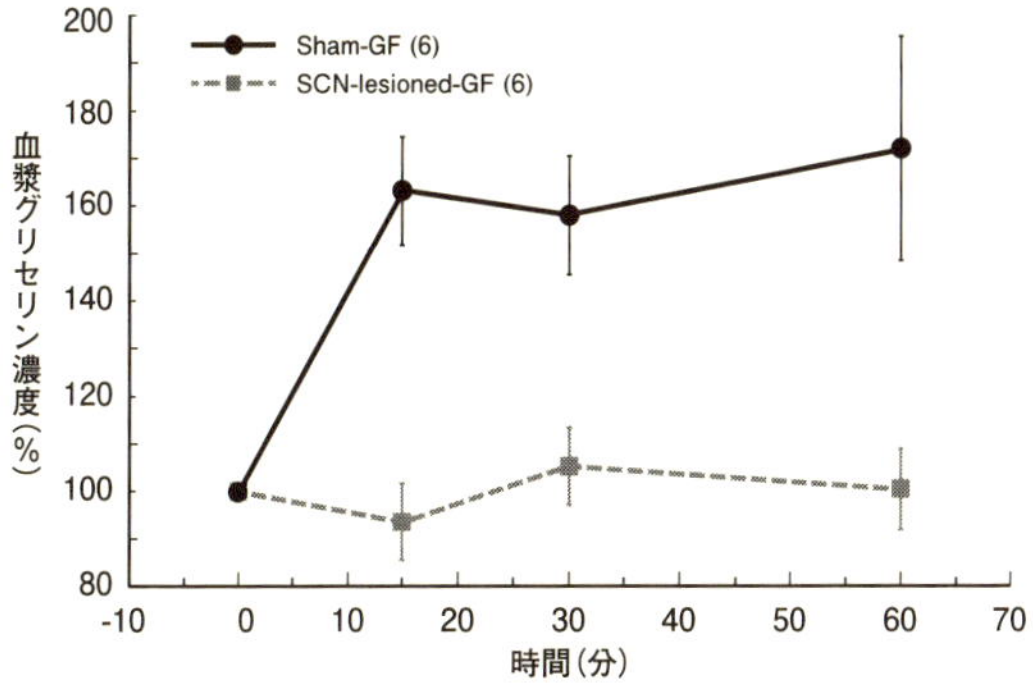

SCN破壊ラットの真正ラベンダー精油による脂肪分解抑制反応の消失

対照動物(Sham)で認められる真正ラベンダー精油(LV)の香りによる匂い刺激が血漿グリセリン濃度を低下させる脂肪分解抑制反応がSCN破壊動物(SCN-lesioned)で消失する。

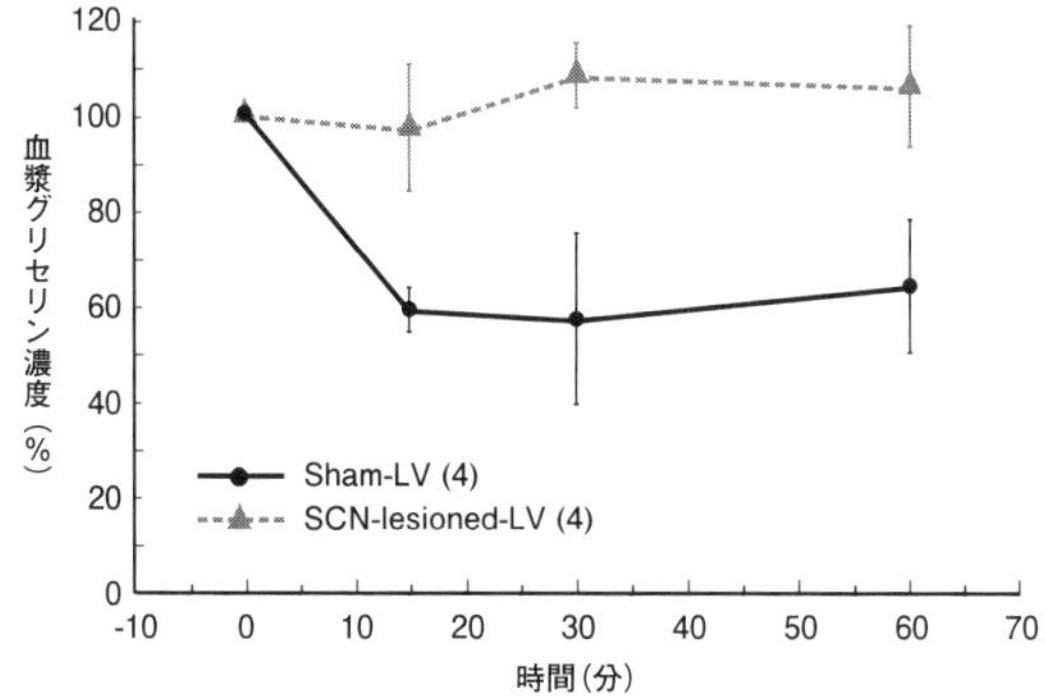

体内時計と精油効果の関係を調べる、もう1つの実験

これまでの研究では、体内時計であるSCNを電気破壊してきましたが、実は電気破壊は、脳内の通電破壊部位を通過するニューロン（神経細胞）の軸索を切断してしまいます。つまり、これまでに得られたSCNの電気破壊が及ぼす効果は、ニューロンの軸索が切断されたことによるものだった可能性がありました。

そこで、体内時計を動かすために重要な働きをする二つの因子（遺伝子）「クリプトクロム1（CRY1：Cryptochrome 1）」と「クリプトクロム2（CRY2：Cryptochrome 2）」を、電気破壊ではなく、交配によって発現させなくする「ノックアウト法（KO法）」によって消失させる方法をとることにしました。

KO法で体内時計機構を消失させることで、自発活動の概日リズムが消失することは確認されていましたが、グレープフルーツとラベンダー精油の香り刺激の効果はどのように変化したのでしょうか。マウスを使った実験の結果は以下のとおりで

した。

・グレープフルーツ精油の香り刺激による腎臓交感神経の興奮が消失した[23]。

・真正ラベンダー精油の香り刺激による胃迷走（副交感神経）の興奮が大きく阻害されていることも明らかになった（152〜153ページ参照）[23]。

――以上の結果から、SCNの体内時計機構が障害されると、精油の香り刺激による自律神経の興奮が消失したり、抑制されることが明らかになりました。

上記の実験に関連して、筆者らは、SCNから膵臓、肝臓、副腎への自律神経の投射があり、SCNのレベルで交感神経系のニューロンと副交感神経系のニューロンが別個に存在することを明らかにしています[18,19]。

これまでにも、白色脂肪組織、褐色脂肪組織、腎臓、皮膚、甲状腺など、調べられた臓器・組織にも、SCNからの投射が存在することは、ほかの研究者たちによって明らかにされていましたが、以上の結果は、「自律神経を制御し生理機能を調節する機能には、SCNが重要な役割を果たしていること」を、示しています。

体内時計と自律神経活動の関係

２００５年、オランダの国立脳研究所での国際学会で、上記のＫＯ法を使ったマウスの実験の結果を発表したところ、冬季うつ病の研究者であるアメリカ国立衛生研究所（ＮＩＨ）のT. A.Wehr博士が立ち上がり、

「貴方の発表で、冬季うつ病の患者がどうして糖渇望状態になるのか分かった」

と発言しました。

日照時間の短い北欧の冬に多発する冬季うつ病は、体内時計の障害が原因となることは明らかにされており、早朝に３０００lx以上の明るい光を浴びる光療法によって体内時計を地球環境の周期に同調すると、うつ状態は消失します。

上記のマウスの実験がヒトにも当てはまるとすると、体内時計が障害された冬季うつ病の患者では、食物を摂取しない状態で低血糖になっても交感神経が興奮せずに血糖値が低下したままなので、血糖値を維持するために、糖分を渇望するのであ

ろうというわけです。

実際、冬季うつ病の患者が光療法を始めると、うつ状態が改善するよりもはるかに早く、この糖渇望状態が消失することが報告されています。実はこの事実は眼に強い光を照射すると膵臓、肝臓と副腎を支配する交感神経が興奮することを示す結果を筆者らは得ており[34)]、強い光が血糖値を上昇させるからであると考えられます。

この、冬季うつ病患者に糖欠乏状態が見られること、そしてそれは光療法で障害された体内時計を正常にし、自律神経活動を整えることで改善することから、筆者は「女性の方が男性より甘い物を欲しがるのは、男女の自律神経活動の違いによって説明できるのではないか」と考えました。

その証明は、まず「medline」という英文の医学論文検索から「ヒトが4時間何も摂食しないときに認められる血糖値の変化」を調べるところから始まりました。

すると、4時間何も摂食しないという状況に置いて、「男性はほとんど血糖値が低下しないのに対し、女性の血糖値は大きく低下する」ということを示す論文が、複数認められたのです。

この事実から、男性よりも女性の方が甘いものを欲しがるのは、男性の方が、膵臓、肝臓、副腎を支配する交感神経の活動が活発であることから説明できるのではないかと考えました。

つまり男性は、低血糖の状態になるとこれらの臓器を支配する交感神経が素早く興奮するため、血糖値の上昇も早く起こります。

これに対し、女性ではそれがゆっくり起こるため、血糖値を維持することができなくなります。これを改善するためには糖を補給しなければいけません。そのために女性は甘いものを欲しがるのではないか、というわけです。

一方で、女性は男性よりも交感神経の活動が弱いために血糖や血圧が上がりにくく糖尿病や高血圧になりにくい上に、免疫機能を高く維持できるので、男性よりも10歳近く長生きできるのではないかと考えています。

森林療法

現代では様々なストレス刺激によって、うつ状態に陥る人たちの数は増加の一途をたどっています。

上述の冬季うつ病のように、体内時計の乱れがうつ状態を引き起こすことが知られていますが、日本でも、日照時間の短い地方では、うつ状態になる人の頻度が増えています。

昼間は戸外の明るい光を浴びて作業し、夜間は真っ暗な中で眠りを取ることで、体内時計を地球環境のリズムの周期に同調させようという森林療法は、うつ状態の改善に効果があるのではないかと考えられます。

この森林療法は、不登校児にも効果があると唱える科学者がいます。

中学生ぐらいになると、ついつい読書に夢中になり、気付けば朝を迎えてしまう。

それが習慣化し、ついには朝起きられなくて不登校になってしまうという症例がしばしば報告されます。

近年なら、読書に限らず夜通しスマホで動画を見たり、ゲームに夢中になって、同様の状況に陥る学生も少なくないのでしょう。事実、子どもの睡眠障害の原因の半数以上が、部活や塾と言われています。部活の朝練や深夜におよぶ塾で、まじめに打ち込む子どもほど、睡眠障害に陥る環境が加速します。そしてそれがやがて、不登校にもつながっていくのです。

このような症例では、まず生活改善、そしてビタミンB12と睡眠薬（triazolam）による治療により、リズム障害が消失するということがあります。

睡眠のホメオスタシス（恒常性）の中枢の脳での局在は十分には明らかになっていませんが、セロトニン神経系を破壊すると断眠が起こります。

また、睡眠—覚醒のリズムはメラトニンとも関連があることがわかっています。昼間明るい場所で活動し、夜間は暗いところで休息をとると、メラトニン分泌が増加し、リズムが安定するのです。

メラトニンは、9つの必須アミノ酸の1つであるトリプトファンから合成され、松果体から分泌されるホルモンです。その機能は十分に解明されていませんが、概日リズムの同調に関与し、受容体を介してその機能を発揮します。そして、夜間、暗い時期に光を浴びるとメラトニンの血中レベルが瞬時に低下し、入眠しにくくなるのです。

米国では最近、副作用が少ない睡眠誘導のために、メラトニンが睡眠薬代わりに使用されています。

私たちヒトを含むほ乳類では、体温が下がると眠りに落ちます。逆にいえば、体温が下がらないと眠れないということになりますが、熊本大学の三池輝久名誉教授は、不登校の子どもたちは夜間体温が下がらないために眠れないことに気付かれました。

そこでメラトニンを投与したところ、体温が下がり夜間眠れるようなったことから、不登校の症状は体温のリズムの乱れによって起こることを示されました。

森林療法に話を戻しましょう。

159ページ、北欧の冬季うつ病の治療に用いる光療法のところでも述べましたが、光照射による概日リズムの同調には、ヒトの場合、3000lx以上の明るい光が必要です。ところが、室内ではなかなか3000lxの光は得られません。

例えば、学校の教室を思い出してみてください。勉強をする場であるだけに、けっこう明るく設定してあるはずですが、それでも300lx程度です。細かい作業をする被服室でも500lxです（「JIS照度基準」より）。

3000lxの光を浴びるには、天気の良い日中に、戸外に出るしかないのです。

つまり、概日リズムの乱れを原因とする不登校児の場合は、昼間、戸外の明るい光を浴びて、夜間はできるだけ暗いところで睡眠をとる必要があるのです。

上司からのパワハラなどでうつ状態にあるビジネスマンが、明るい光を昼間浴びて作業し、夜間は暗い環境で睡眠をとる森林療法で、改善が認められる例がありますが、このような不登校児にも、森林療法は効果があると考えられます。

また近年では、高照度光療法器具を使用して体内時計をリセットし、メリハリのある生体リズムを取り戻す、高照度光療法を行っている病院もあります。毎朝決まった時間に太陽光を十分に浴びることが困難な場合に有効な治療法と言えます。

5

グレープフルーツや真正ラベンダーの効果的な使用法

グレープフルーツの香り刺激の効果は休息期に発揮する

グレープフルーツの香り刺激によって、白色脂肪組織と褐色脂肪組織を支配する交感神経が興奮すると、白色脂肪組織で脂肪分解が起こります。そして、脂肪分解によって生じた脂肪酸を使って褐色脂肪組織が熱を作り出し（熱産生）、体温を上昇させて、エネルギーの消費が促進されます。

こうした作用から、グレープフルーツ精油はダイエットに効果があると言われていますが、ただやみくもにグレープフルーツ精油の匂いを嗅いでいても十分な効果を得ることはできません。

実は、夜行性のラットを使った実験を行ったところ、グレープフルーツ精油の香りの匂い刺激による上記の一連の反応は、休息期（昼間）には確認できたものの、活動期（夜間）には認められなかったのです[11]。

ヒトの場合も同様で、グレープフルーツの果実の匂い刺激を活動期（10時）に行っても体温は上昇しませんでしたが、休息期に近い夕方（17時）に行ったときには体温の上昇が認められました。

93ページでお話しした『所さんの目がテン！』という番組のために行ったグレープフルーツの香り刺激による体温上昇実験は、夕方5時から行われました。結果、被験者3名の体表面温度が2度以上上昇しましたが、のちに筆者らが午前10時に開始した実験では、被験者の体表面温度は上昇しませんでした。

つまり、グレープフルーツ精油の香りによる匂い刺激の効果を得たいなら、休息期に入る夕方以降に行わなければ意味がないということです。

現段階では明確な理由は言えませんが、活動期には外部環境から様々な感覚刺激が入ってくるため、嗅覚の閾値《いきち》が上昇していて作用が出にくいのかもしれないと考えています。この現象は、グレープフルーツの香りのみならず、真正ラベンダー精油にも見られました。つまり、夜行性のラットの活動期である夜間では、体温の低下が認められなかったのです（171ページ参照）。

真正ラベンダー精油の香り刺激には血圧を下げる効果がありますが、この効果を得たいなら、寝る前に精油をたらしたタオルやティッシュを鼻の周りに置いて寝るとよいようです。

ただしこの場合、つくづくピュアな精油を使用してください。真正ラベンダー精油と称して販売されているものでも実際には混ぜ物（偽和）をしていることもあり、中には興奮作用のある成分を混ぜている可能性があるからです（真正ラベンダー精油には偽和によって興奮性のカンファーの多い安価なラバンジン精油を混ぜることもよく行われています）。

また寝る前にと言ったのは、上記のように、生理機能変化は活動期である昼間には起こらず、休息期である夜間に起こるからです。

こうすることによって、最高血圧が１７０㎜Hgくらいあった人が、翌日から１３０㎜Hgくらいにまで下がった例も見られました。

しかしながら、ほとんどの場合は血圧が下がるまでに1か月くらいかかりました。

活動期・休息期と、匂い効果の関係

褐色脂肪組織(熱産生組織)の上の皮下の体温の変化[休息期(夜行性のラットでは明期)でないとグレープフルーツ精油(SGFO)や真正ラベンダー精油(SLVFO)の体温に対する匂い効果は出現しない]

明期(休息期)

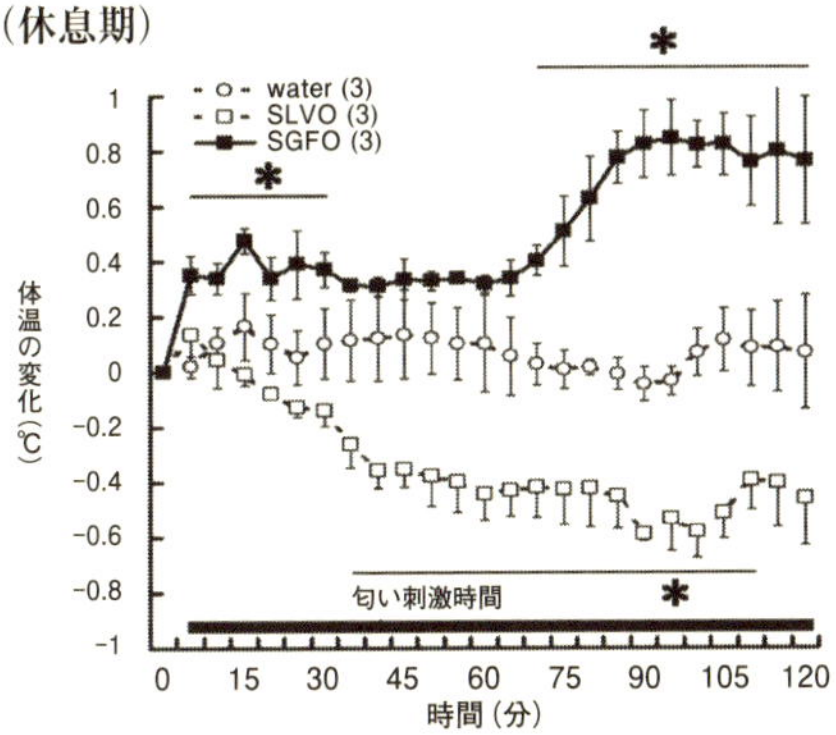

暗期(活動期)

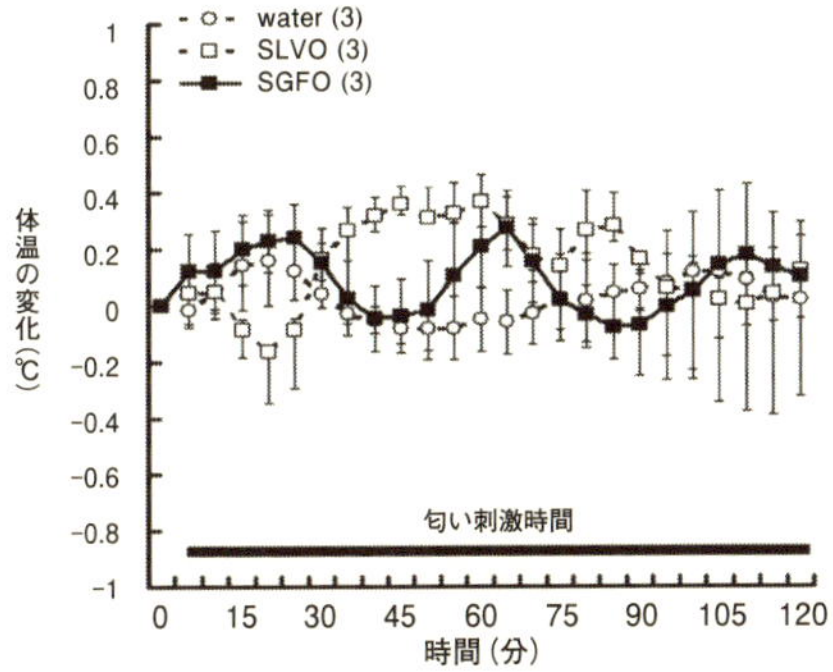

(Tanida et al. Neurosci. Lett. 439: 192-197, 2008)

グレープフルーツ精油の匂い刺激はやり過ぎてはいけない

グレープフルーツ精油の香りによる匂い刺激には、食欲を抑制する効果があることはすでに述べましたが、実はこれにも正しいやり方があります。

筆者らがグレープフルーツ精油の香り刺激でラットの摂食量と体重を減少させる実験に成功したのは、実験をする人の勤務の都合により、香り刺激を月、水、金の週3回、13時からの15分間に限って行ったからでした。

のちに別の者が、「我々が土曜日と日曜日に刺激しますから、毎日刺激してはどうでしょうか?」と言ってくれたので、グレープフルーツ精油による刺激を毎日行うことにしてみました。

すると、グレープフルーツによる摂食抑制効果は消失してしまったのです。

真正ラベンダー精油についても同様にしてみたところ、こちらは週3日であろうと毎日であろうと効果は消えることなく摂食量も体重も増加しました(174～

177ページ参照)。この違いはどのような理由によるのでしょうか。

実は、グレープフルーツ精油の香り刺激は、脂質だけでなく、たんぱく質や糖質も減少させることになります。このような効果を「異化作用(catabolic action)」と言いますが、これが毎日続けば身体が消えてなくなってしまいます。そこで、そうはさせじと自律神経中枢よりも高位の中枢(脳)で、スイッチオフしてしまうようです。

一方、真正ラベンダー精油の香り効果は脂質だけでなく、たんぱく質や糖質も増やすことになり、しかも毎日刺激すると摂食量も体重も、週3回刺激と比べて更に大きく増加します。このような効果を「同化作用(anabolic action)」と呼びますが、私たち人間だけでなく、生き物が地球上で生きていくためには、獲物(食物)があるうちに摂取して脂肪に変え、エネルギー源として体内に貯蔵することで生存を維持する必要がありました。ですから、この同化作用はスイッチオフされないのです。

つまり、私たちの身体は本来、太りやすく痩せにくいようにできているのです。

食欲抑制効果と食欲促進効果

ラベンダー精油の香りによる匂い刺激は摂食量を増加させて体重を上昇させる。1匹当りの各
た。この条件ではグレープフルーツ精油の刺激は摂食量を減らし、体重を減少させ、真正ラベン
対照試験は水(Water)の匂い刺激を行った。

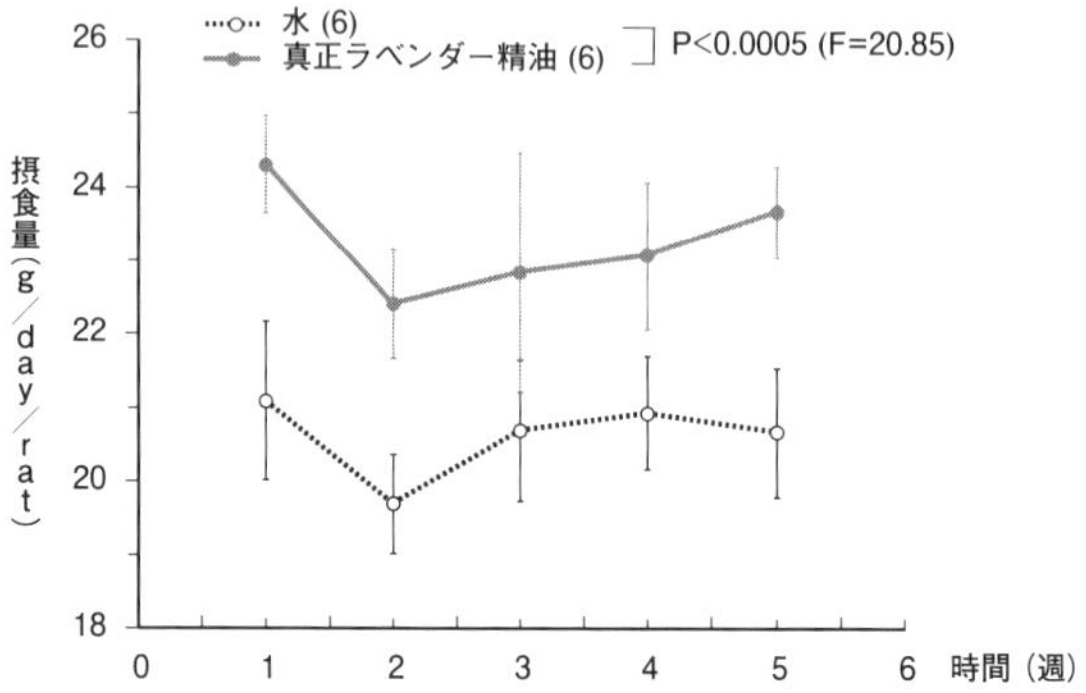

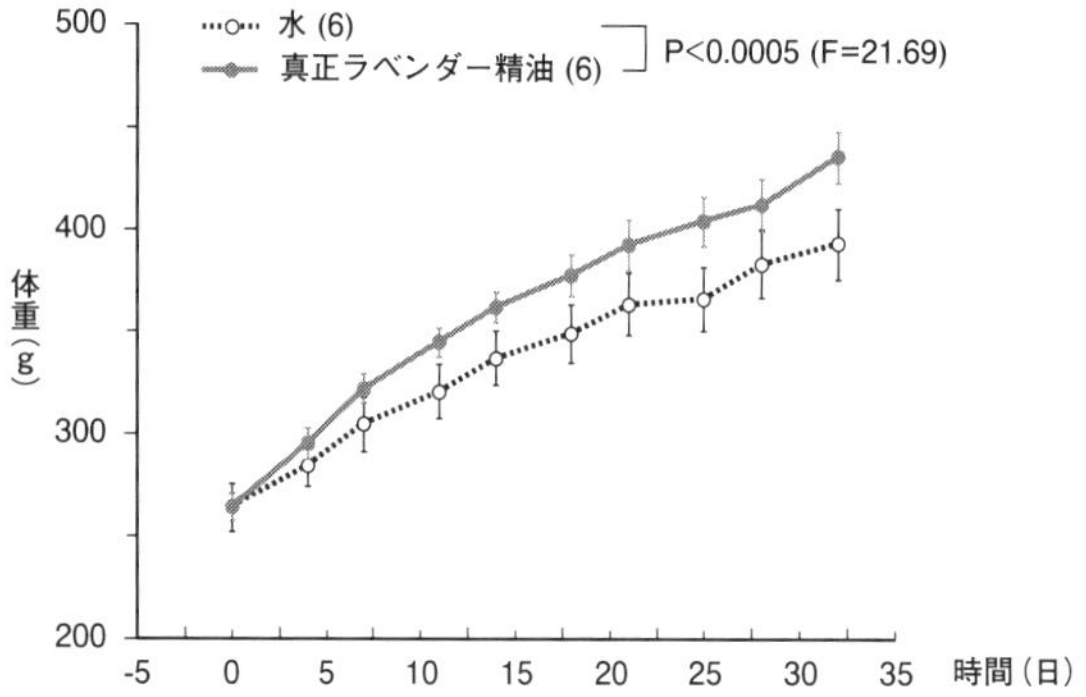

グレープフルーツ精油と真正ラベンダー精油の香りによる匂い刺激の

グレープフルーツ精油の香りによる匂い刺激は摂食量を減少させて、体重を低下させる。真正
週の摂食量を7で割った値で摂食量を示す。匂い刺激は週３回（月、水、金）13時より15分間行っ
ダー精油の刺激は体重を増加させた。精油は水で希釈懸濁させた液を作り、匂い刺激しているので、

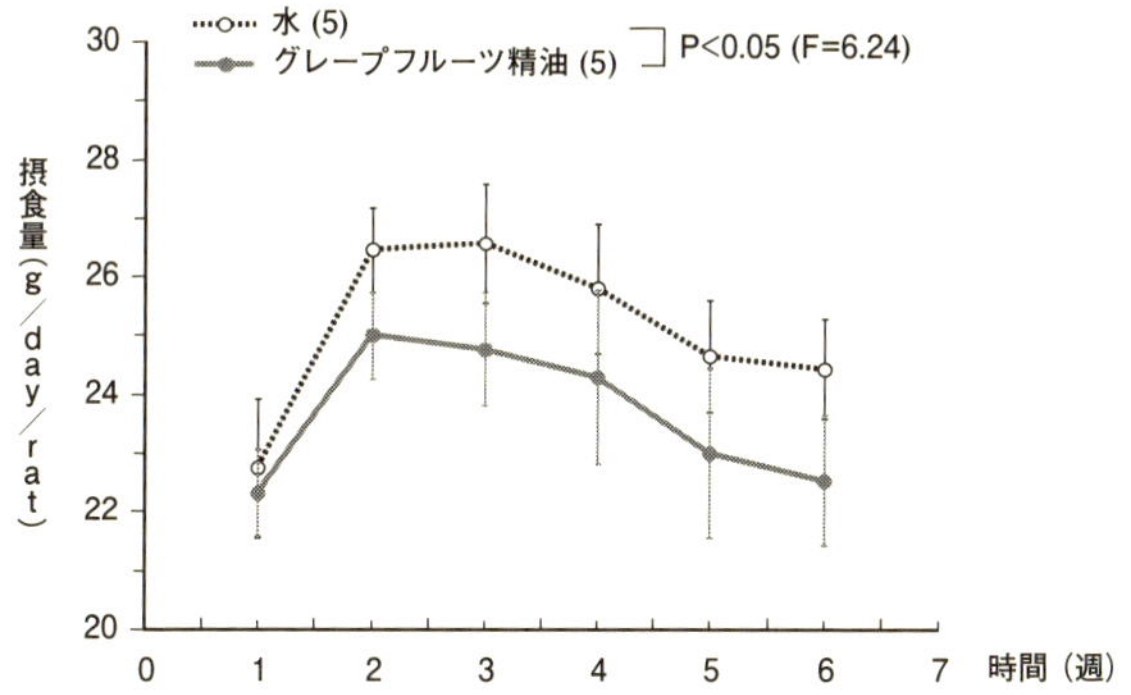

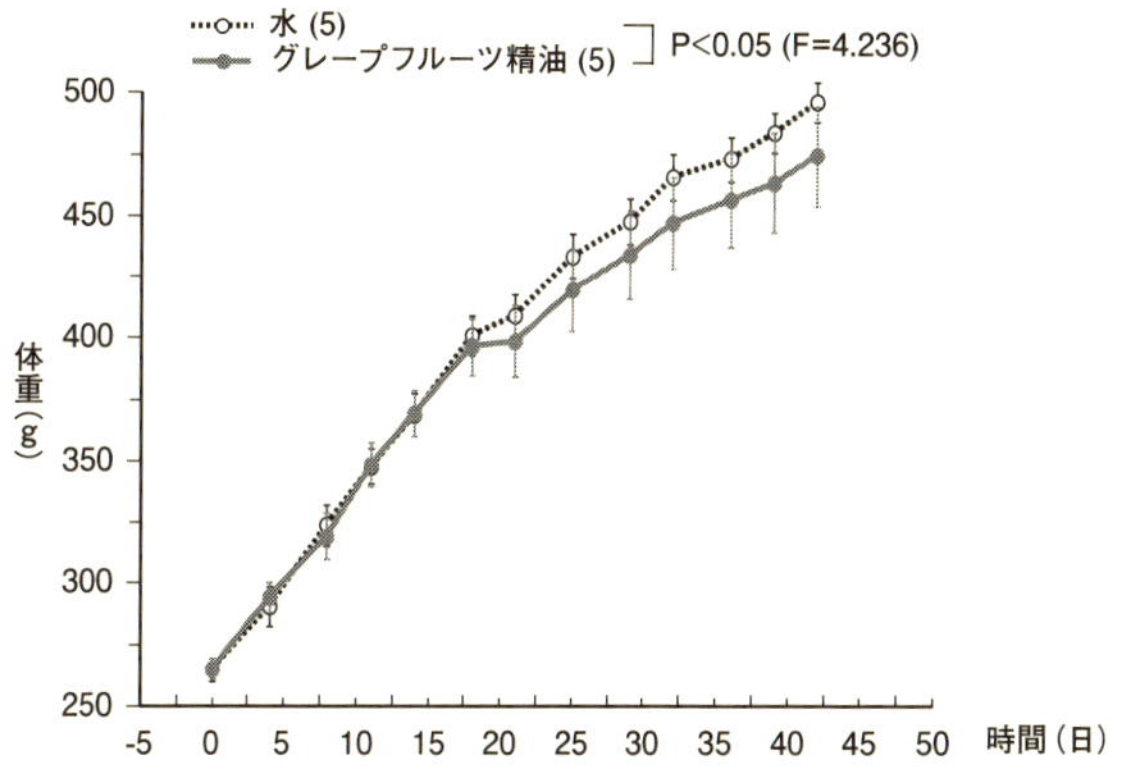

食欲抑制効果と食欲促進効果の刺激頻度による違い

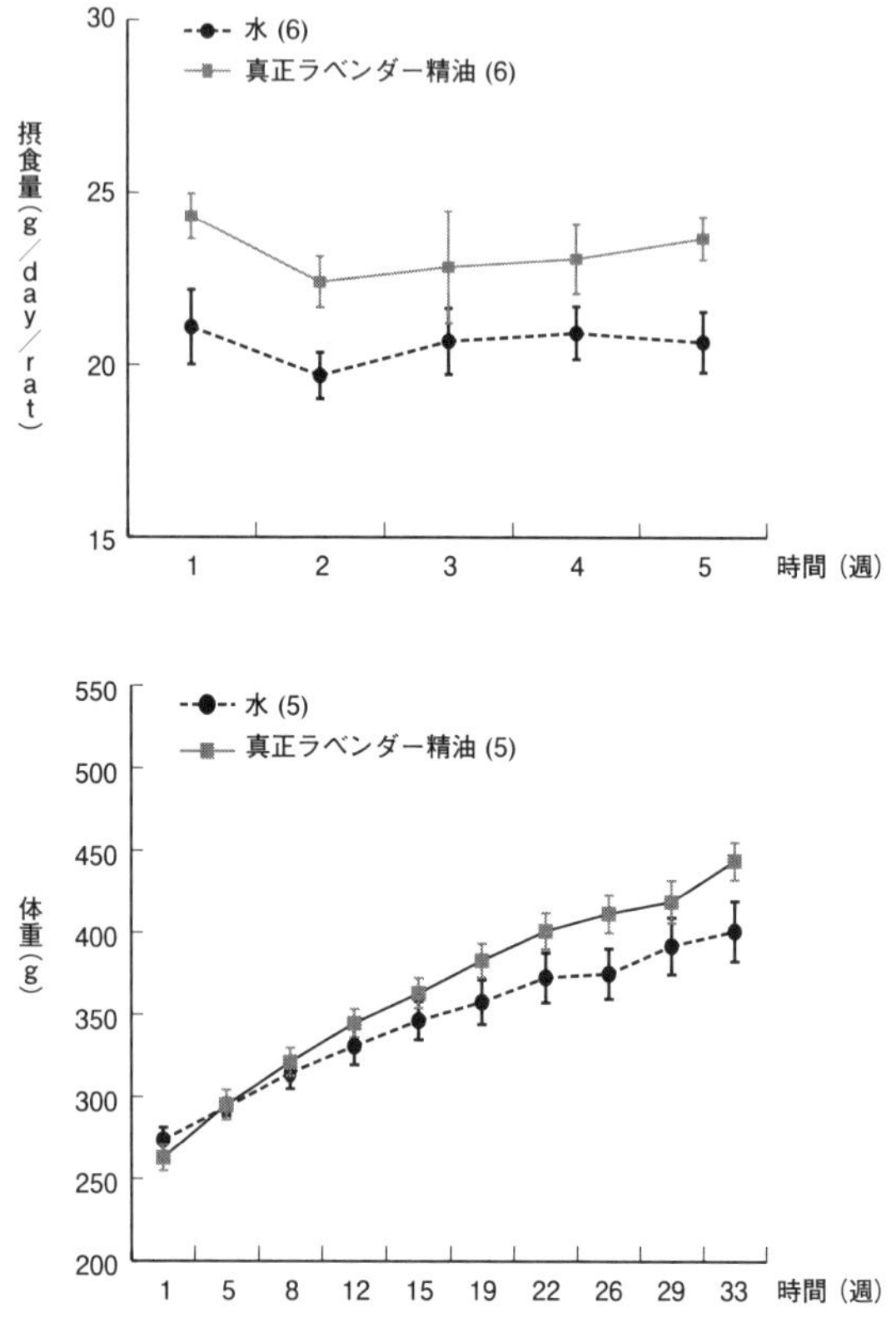

グレープフルーツ精油と真正ラベンダー精油の香りによる匂い刺激の

しかしながら、毎日の匂い刺激は真正ラベンダー精油の香り刺激効果しか引起さず、
グレープフルーツ精油の香り効果は消失した。

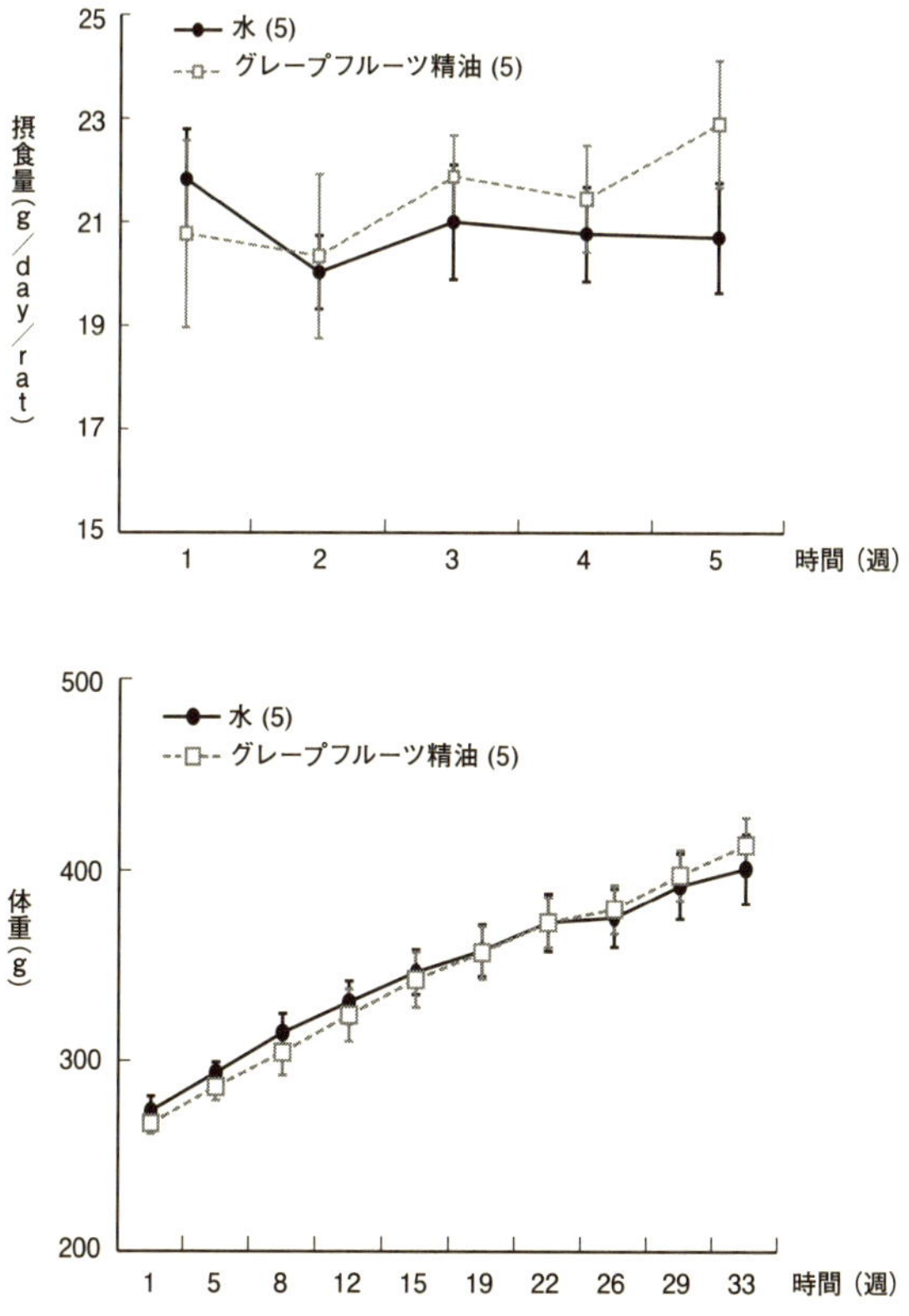

濃度によって変わるユズ精油の効果

私たち日本人にとってもっともなじみ深い香りの1つに「ユズ」があります。ユズといったらユズ湯やポン酢、お吸い物の香りづけなどを思い浮かべますが、実は、日本特産の和精油としても、高い人気を誇っています。

一般的には、お風呂に入れると身体が温まるなどと言われていますが、実際のところ、ユズの皮に含まれる精油成分にはどのような効果があるのでしょうか。

これまでに筆者らが検討したところによれば、濃度の薄いユズの香りによる匂い刺激は、副腎、褐色脂肪組織、腎臓を支配する交感神経を興奮させることがわかっています。

これにより体温と血圧が上昇し、強壮作用や元気にさせる効果が期待できます。

一方、濃度の濃いユズの香りによる匂い刺激は、上記組織・臓器を支配する交感神経を抑制して体温と血圧を低下させ、さわやかな眠りに誘う作用と、癒し効果、鎮静効果をもたらします。

同じ精油でも、濃度によってまったく逆の作用を引き起こすということです。

このような濃度による香りの効果の違いは、ユズの香り成分のうちで圧倒的に含量の多いリモネン（約70％）と、少量ながらこれと反対の効果を持つリナロール（約1％）の微妙な香り効果の相対的濃度の差異によるものと考えられます。

言うまでもなくリモネンはグレープフルーツ精油の有効成分の1つであり、リナロールは真正ラベンダー精油の有効成分の1つです。

ユズ精油には、これら相反する効果を持つ2つの成分が混在しているのです。ですから、使用する際は、その濃度に注意を払う必要があります。

ウィンターグリーン精油の塗布効果

主にネパールの山間部に自生するツツジ科の常緑植物の葉から抽出される「ウィンターグリーン」という精油があります。メントール系の刺激的でさわやかな香りが特徴です。

本書ではこれまで述べてきませんでしたが、ウィンターグリーン精油をラットの右大腿部の皮膚に塗布すると、左大腿筋の骨格筋（大腿四頭筋）を支配する交感神経を興奮させることがわかっています。

124ページで述べたように、骨格筋の交感神経が興奮すると、アドレナリンの$\beta 2$受容体を介して骨格筋の動脈が弛緩・拡張して血流が増加し、骨格筋への酸素や栄養素の供給が高まります。

ウィンターグリーン精油の主要成分はサリチル酸メチル（methyl salicylate）（約

98%）ですが、サリチル酸メチルを右大腿部皮膚へ塗布しても、同様のことは起こりません。おそらく、残りの2%の何らかの成分が骨格筋交感神経を興奮させ、筋肉への血流を増加させているのだと考えられます。

ウィンターグリーン精油を含むオイルを膝関節に塗布すると、鎮痛効果もあるせいか、一年間整形外科に通っても膝の痛みで立って歩けなかった人が、塗布マッサージを行った30分後に歩きだした症例もあります。

今後、ウィンター精油に含まれる、サリチル酸メチル以外の有効成分の検討を行う必要があると考えています。

精油の塗布効果のメカニズム

これまで日本のアロマセラピストの多くは、欧州から来たアロマセラピーの教師たちに「精油は血液の中に入って効果を発揮する」と教えられ、その教えを疑うことなく受け入れては、また別のセラピストへと伝えてきました。

しかしながら、自然科学の研究に従事してきた筆者らは、その説明にまったく同意できず、精油の塗布効果の真のメカニズムを明らかにしたいと考えてきました。

そして最近、そのメカニズムを解き明かすような事実が報告されつつあります。

私たち人間の鼻には匂いをキャッチする400もの受容体があり、それらが匂いを嗅ぎ分け、そのシグナルを脳に伝えています。

しかし、匂いの受容体があるのは鼻だけではありません。ヒトの皮膚の表皮の基底層にも匂い受容体（OR2AT4）があり、合成のサンダルウッド精油の香り物質がこの受容体に結合すると、創傷治癒のプロセスを誘導することが明らかとなったのです[23]。

さらに、この匂い受容体（OR2AT4）は、ヒトの頭髪の、毛包の外側上皮毛根鞘の内側のケラチノサイトにも存在します。

サンダルウッド精油の効果を発揮する化学物質サンダロール（Sandalore）でヒト頭皮の培養組織を刺激すると、毛髪の成長期を延ばす機能を持つ因子（IGF-1）を増加させて、アポトーシス（プログラムされた細胞死）を減少させ、毛髪の成長相を遷延させて成長を促進します。しかもこの効果は、この匂い受容体を阻害することで消失することが明らかとなりました[23]。

つまり、サンダルウッド精油を頭皮に塗布することで、毛髪の成長を促進する可能性があるというわけです。

これらの事実から、皮膚に塗布された精油は、皮膚や毛包に存在する匂い受容体に結合して、局所でその効果を発揮することになります。恐らく、生体ではサンダルウッド精油の有効成分の情報は受容体を介してその情報は中枢（脳）に伝えられ、視床下部を介して自律神経系や内分泌系を制御し、毛根の成長や皮膚の創傷治癒の促進に関与しているものと考えられます。

ちなみに、交感神経と副交感神経のニューロンの線維（軸索）には臓器や組織へ投射する遠心性に情報を伝えるものと、中枢（脳）へ求心性に情報を伝えるものとが共存しているので、中枢への末梢（皮膚）の情報はこの求心性の神経線維によって伝えられます。

以前より、ヒトの皮膚にバラ精油を塗布すると、表皮と真皮の接合部でコラーゲンタイプⅢが増加することが知られていますが、筆者らはラットを使った実験で、バラ（*Rosa × damascena*）精油を皮膚に塗布すると、皮膚動脈交感神経が抑制されて血管が弛緩・拡張して血流が増加し、酸素や栄養素の皮膚への供給を促進することを示す結果を得ています。残念ながら、バラ精油の香りによる匂い刺激にはこの効果が認められませんでした。

この結果から筆者らは、バラ精油、もしくはバラ精油に含まれる成分に対する匂い受容体が、皮膚の表皮基底層や毛包の外側上皮毛根鞘の内側などに存在していると考えています。

そして、バラ精油を皮膚に塗布すると、その成分はまず受容体に結合し、その情報が表皮基底層などに存在するケラチノサイトに接触する求心性神経（脳に信号を伝える神経）を介して脳に伝えられ、皮膚の動脈血管を弛緩・拡張させて血流を増加させることになるのではないか。

結果、皮膚のバリア機能を高めたり、毛根の成長因子を増加させたり、成長相（anagen）を遷延させて毛髪の成長を促進したりする効果があるのではないかと推察しています。

このメカニズムについても、今後検討したいと考えています。

おわりに

アロマを取り巻く環境と問題点、化学分析の結果の重視

本書の冒頭でも述べましたが、日本に輸入される精油にはかなりの割合で偽和があることが、筆者らの化学分析で明らかになっています。しかし、ピュアな精油を使わなければ、科学的根拠のあるアロマセラピーは展開できません。

いったいなぜ、これほどまでに偽和が横行しているのでしょうか。

精油は、個人の使用であれば、10mlもあれば数か月から1年程度使用できます。そのため、販売する側にしてみれば値段を高く設定しなければ商売として成り立ちません。しかし、値段を上げれば売れなくなります。

そこで、安い原料で混ぜ物をしてかさ増しし、値段を下げることになります。

そもそも購入する側も、「それなりにいい香りがすればいい。それが安く手に入

るならそれに越したことはない」と思っている場合も少なくありません。

つまり、手軽に利益を上げたいという販売元の事情だけでなく、買い手側の意識もまた、偽和を生み出す要因となっているのです。

他方、これまで科学的な精油の機能分析が十分に行われてこなかったことから、偽薬（プラセボ）的な効果に頼るような方法でのみ精油を使用してきたという事情も見過ごすことはできません。

今後、精油の効果の科学的検証が進めばこのような状況が改善され、化学分析の進歩と相まって、品質のよいピュアな精油を用いる〝科学的アロマセラピー〟が普及するようになるに違いありません。

筆者らは、そのような時代がくることを、切に願っています。

稿を終えるにあたり、筆者N（永井克也）を精油の機能研究に誘って下さった故新島旭新潟大学名誉教授（1921～2015年）に深甚なる感謝の意を表します。

参考文献

1）K. Nagai et al., Autonom. Neurosci.: Basic & Clin. 185: 29-35, 2014.
2）J. Shen et al., Neurosci. Lett. 380:289-294, 2005.
3）M.Tanida et al., Neurosci. Lett.439: 192-197, 2008.
4）Y. Horii et al., Flavour Fragr. J. 30: 282-287, 2015.
5）M. Tanida et al., Brain Res. 1058: 44-55, 2005
6）K. Nagai et al., Flavour Fragr. J.33: 135-143, 2018.
7）J. Shen et al., Neurosci. Lett. 383:188-193, 2005.
8）M. Tanida et al., Neurosci. Lett. 398: 155-160, 2006.
9）J. Shen et al., Neurosci. Lett. 416: 241-246, 2007.
10）M. Tanida et al., Am. J. Physiol. 288:R447-R455, 2005
11）M. Tanida et al., Neurosci. Lett. 439: 192-197, 2008.
12）H. Yamamoto et al., Biomed. Res. 5:55-60, 1984.
13）H. Yamamoto et al., Physiol. Behav. 32: 1017-1020, 1984.
14）H. Yamamoto et al., Endocrinology 117: 468-473, 1985.
15）A. Niijima et al., J. Autonom. Nerv. Syst. 40: 155-160, 1992.
16）K. Nagai et al., Brain Res. Bull. 39: 293-297, 1996.
17）K. Nagai et al., Progr. Brain Res. 111: 253-272, 1996.
18）R.M. Buijs et al., J. Comp. Neurol. 431: 405-423, 2001.（Pancreas）
19）R.M. Buijs et al., J. Comp. Neurol. 464: 36-48, 2003.（Liver & Adrenal）
20）K. Nagai et al., Brain Res. 142: 384-389, 1978.
21）M.H. Vitalerna et al. Alcohol Res. Health 25: 85-93, 2001
22）J.H. Meijer and W.J.Rietveld Physiol. Rev. 69: 671-707, 1989.
23）M. Tanida et al., Neurosci. Lett. 413: 177-182, 2007
24）D. Busse et al., J. Investigative Dermatol. 134: 2677-2679,2014
25）J. Shen et al., Neurosci. Lett. 461: 30-35, 2009
26）F. Bakkali et al., Food & Chem. Toxicol. 46: 446-475, 2008.
27）M. Lis-Balchin, Aromatherapy Science, 2006.
28）V. Gaware et al., Internat. J. Biomed. Res. 4: 74-83, 2013.
29）K. Tomi et al., J. Essent. Oil Res.30: 56-68, 2018.
30）K. Tomi et al., Acta Hort. 925: 299-306, 2010.
31）H. Zhao et al., J. Pharmaceut. & Biomed. Anal. 89: 150-157, 2014.
32）W. Jäger et al., J. Essent. Oil Res. 4: 387-394, 1992.
33）K. Tomi et al., Biosci., Biotech. & Biochem.80: 840-847, 2016.
34）A. Niijima et al., Physiol. Behav. 54: 555, 1993.

著者プロフィール

永井克也

大阪大学医学部、同大学院博士過程を卒業。医師、医学博士として、愛媛大学、シカゴ大学、大阪大学で研究し、大阪大学蛋白質研究所教授、所長などを経て2006年定年退職（大阪大学名誉教授）。2007年株式会社ANBASを設立して代表取締役となる。その間、体内時計及び自律神経による生体機能調節などの研究に従事し、①体内時計が生理機能を調節する、②精油の香りが生理機能に影響する、③運動が筋肉からカルノシンを放出させて生理機能を調節する、などの成果を得た。

富研一

博士（農学）。神戸市出身。京都大学大学院農学研究科博士後期課程修了後、2012年より近畿大学農学部農業生産科学科に助教として5年間奉職。2017年より稲畑香料株式会社香料事業部研究開発部勤務。専攻分野は食品分析化学、芳香心理学（アロマコロジー）および園芸利用学。特に精油の揮発性成分分析と品質評価を得意としている。

ベンゼル智子

按摩マッサージ指圧師、日本ホリスティックケア研究所代表、IFA認定アロマセラピスト。イギリスでIFA（国際アロマセラピスト連盟）創設者G.リッチ氏に師事、帰国後に東京にIFA認定校開校。その後、信愛病院で、がん・認知症・機能障害などの患者へのアロママッサージを担当。現在は東京・四谷の「ホリスケア」でアロママッサージの施術を行うとともに、後進育成、介護老人福祉施設でのアロマボランティア活動を実践中。

一般社団法人サイエンティフィックアロマセラピー協会について

世界的に精油とそれを利用するアロマセラピーに関する研究が進み、人々の興味がますます増大しています。それに伴い、安全で効果的な精油活用のため、より一層、精油の品質に関する正確な知識と科学的根拠に基づくアロマセラピーへの理解が求められるようになってきました。

本協会は本書の著者である永井克也氏を中心に、精油の科学的知識と科学的エビデンスに基づくアロマセラピーの普及を願い、健康や福祉の分野などを中心に、人々のより豊かな生活に寄与することを目的に今年新たに設立されました。

アロマセラピーを愛する人々に正しく有益な情報を発信し、アロマセラピーの科学的根拠を学ぶ場やアロマセラピーを活用したボランティア活動の場などが創造され、誰もが安心してアロマセラピーを楽しむことができる環境づくりを進めて行きたいと思っております。

詳しくは公式ホームページをご覧ください。

「一般社団法人サイエンティフィックアロマセラピー協会」

公式ホームページ　https://jssa.jp.net/

医者《いしゃ》がすすめる
科学的《かがくてき》アロマセラピー
香《かお》りの効果《こうか》を自律神経《じりつしんけい》で解明《かいめい》!

著者　永井克也《ながいかつや》、富研一《とみけんいち》、ベンゼル智子《ともこ》

2019年5月1日　初版発行
発行者　磐﨑文彰
発行所　株式会社かざひの文庫
〒110-0002　東京都台東区上野桜木2-16-21
電話／FAX03(6322)3231
e-mail:company@kazahinobunko.com　http://www.kazahinobunko.com

発売元　太陽出版
〒113-0033　東京都文京区本郷4-1-14
電話03(3814)0471　FAX03(3814)2366
e-mail:info@taiyoshuppan.net　http://www.taiyoshuppan.net

印刷・製本　シナノパブリッシングプレス
DTP　KM-Factory
編集協力　BE-million
装丁　重原 隆

ISBN978-4-88469-912-3